基金及项目支持：
国家自然科学基金（82200310、82002915）
昆明理工大学医学联合专项（KUST-PE2024001Z、KUST-PE2022009Y、KUST-PE20240014Y）
普洱市医学研究联合专项（YXLH202434、YXLH202416、YXLH202419）

肿瘤心脏病学：
免疫治疗时代的心脏毒性管理

Cardio-Oncology:
Management of Toxicities
in the Era of Immunotherapy

主　编 ◎ [意]安东尼奥·鲁索（Antonio Russo）

[意]尼古拉·莫雷亚（Nicola Maurea）

[塞浦]迪米特里奥斯·法马基斯（Dimitrios Farmakis）

[美]安东尼奥·佐丹奴（Antonio Giordano）

主　审 ◎ 陈　伟

主　译 ◎ 侯　凯　方志辉　王绍飞　彭克松

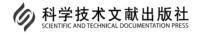

科学技术文献出版社
SCIENTIFIC AND TECHNICAL DOCUMENTATION PRESS

·北京·

图书在版编目（CIP）数据

肿瘤心脏病学：免疫治疗时代的心脏毒性管理 /
(意) 安东尼奥·鲁索 (Antonio Russo) 等主编；侯凯
等主译. -- 北京：科学技术文献出版社，2024. 12.
ISBN 978-7-5235-2137-3

Ⅰ. R730.6；R541

中国国家版本馆 CIP 数据核字第 202426XJ74 号

著作权合同登记号 图字：01-2024-5008

肿瘤心脏病学：免疫治疗时代的心脏毒性管理

策划编辑：危文慧　　责任编辑：张　蓉　危文慧　　责任校对：王瑞瑞　　责任出版：张志平

出　版　者　科学技术文献出版社
地　　　址　北京市复兴路15号　邮编 100038
编　务　部　（010）58882938, 58882087（传真）
发　行　部　（010）58882868, 58882870（传真）
邮　购　部　（010）58882873
官 方 网 址　www.stdp.com.cn
发　行　者　科学技术文献出版社发行　全国各地新华书店经销
印　刷　者　北京地大彩印有限公司
版　　　次　2024 年 12 月第 1 版　2024 年 12 月第 1 次印刷
开　　　本　710×1000　1/16
字　　　数　110千
印　　　张　7.5
书　　　号　ISBN 978-7-5235-2137-3
定　　　价　88.00元

主审简介

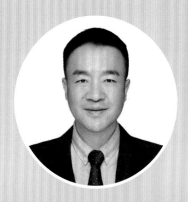

陈 伟

公共管理硕士，博士在读。普洱市卫生健康委员会副书记、副主任，普洱市人民医院党委副书记、院长，昆明理工大学医学院硕士研究生导师

【专业特长】

　　主要从事公共卫生政策与管理研究，研究方向为三级公立医院高质量发展战略，以及心血管代谢性疾病、肿瘤性疾病、感染性疾病的流行病学与防控。

【社会任职、学术成果】

　　现任云南省医学会常务理事、普洱市医学会会长。获云南省健康卫士、市县医院杰出管理人物奖、医院绩效实践卓越领航者等荣誉及称号。近年来，主持普洱市科技计划项目1项、普洱市哲学社会科学研究项目2项，参与昆明理工大学医学联合专项重点项目及面上项目各1项。多篇医学及管理学研究成果在SCI收录期刊和中文核心期刊上发表。

主译简介

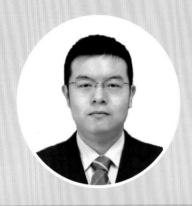

侯 凯

博士，主治医师，普洱市人民医院科研中心主任

【专业特长】

主要从事心血管病学及肿瘤心脏病学研究，研究方向为肿瘤治疗相关心脏毒性的调控机制及影像学筛查、细胞内蛋白质稳态和氧化还原平衡的调控等。

【学习及工作经历、学术成果】

博士毕业于南开大学，国家公派至美国 Rutgers 大学进行博士联合培养，后于天津医科大学从事博士后研究，现就职于普洱市人民医院科研中心。主持国家自然科学基金青年项目 1 项，参与面上项目 1 项，主持或参与其他项目 6 项。在 *EBioMedicine*、*Archives of Toxicology* 等 SCI 收录期刊上发表文章 10 余篇。

主译简介

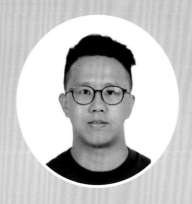

方志辉

硕士，主治医师，普洱市人民医院医学影像科行政副主任，"茶城青年拔尖人才"

【专业特长】

主要从事心血管系统影像学研究，研究方向为冠状动脉周围脂肪衰减指数研究、肿瘤治疗相关心脏毒性的影像学筛查等。

【学习及工作经历、学术成果】

硕士就读于天津医科大学7年制影像医学专业，现就职于普洱市人民医院。在冠状动脉CTA扫描与诊断、心脏MRI诊断等方面积累了比较丰富的临床经验。主持云南省医师协会重点项目1项、昆明理工大学医学联合专项面上项目1项，参与其他项目2项。在SCI收录期刊和中文核心期刊上发表多篇文章。

主译简介

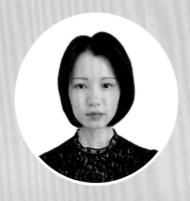

王绍飞

博士，复旦大学基础医学院副研究员，上海市青年科技英才扬帆计划人才

【专业特长】

主要从事肿瘤免疫的基础研究，研究方向为肿瘤免疫检查点和肿瘤免疫治疗基础与转化研究。

【学习及工作经历、学术成果】

博士毕业于复旦大学，于美国 Pennsylvania 大学医学院从事博士后研究，回国后就职于复旦大学上海医学院。主持国家自然科学基金青年项目1项、上海市"科技创新行动计划"扬帆计划项目1项。发表SCI收录文章30余篇，H指数22，总被引1500余次。申请发明专利12项，获授权专利2项。

主译简介

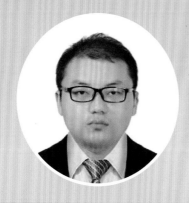

彭克松

博士，浙江大学"一带一路"国际医学院特聘研究员，中国细胞生物学学会细胞器分会会员、中国生物物理学会膜生物学分会会员

【专业特长】

主要从事肿瘤学基础研究，研究方向为从细胞器的角度研究维持肿瘤细胞稳态和代谢器官稳态的分子机制及其生理病理意义。

【学习及工作经历、学术成果】

博士毕业于厦门大学，随后于复旦大学上海医学院从事博士后研究，获得博士后创新人才支持计划资助。在 *Gastroenterology*、*Oncogene*、*J Biol Chem* 等学术期刊上发表文章 20 余篇。

译者名单

主　审

陈　伟

主　译

侯　凯　　方志辉　　王绍飞　　彭克松

副主译

贾子尧　　王　娴　　毛海云　　柳晓龙

井浩人　　邹瑞坤

译　者

（按姓氏笔画排序）

王　娴　普洱市人民医院

王绍飞　复旦大学上海医学院

井浩人　天津市人民医院

毛海云　普洱市人民医院

方志辉　普洱市人民医院

孙　平　普洱市人民医院

李　雯　普洱市人民医院

李永福　普洱市人民医院

李梦娟　普洱市人民医院

邹瑞坤　广东省人民医院

张建依　普洱市人民医院

柳晓龙　普洱市人民医院

侯　凯　普洱市人民医院

贾子尧　上海交通大学医学院

高永强　普洱市人民医院

彭克松　浙江大学"一带一路"国际医学院

薛　震　首药控股（北京）股份有限公司

中文版序言

　　在这个医学迅速发展的时代，我们见证了无数创新技术和治疗方法的诞生，它们极大地改善了各种疾病，尤其是肿瘤性疾病的治疗效果。免疫治疗作为近年来癌症治疗领域的一大突破，已经成为许多癌症患者治疗方案的重要组成部分。然而，其潜在的心脏毒性问题也逐渐显现。*Cardio-Oncology: Management of Toxicities in the Era of Immunotherapy* 中文版的出版，为读者提供了一份极佳的学习指南。

　　对于科研人员，本书提供了一个多学科医学科研交叉融合的范例。肿瘤心脏病学涉及肿瘤学、心脏病学、药理学、毒理学、医学影像学等多个学科，研究内容丰富，涵盖了从分子机制到临床治疗的各个方面。通过阅读本书，科研人员可以系统地学习到该领域的前沿知识和研究方法，从而激发新的研究思路和创新点，推动肿瘤心脏病学基础研究的深入发展。

　　对于年轻医师，本书是一个宝贵的实践指导工具。免疫治疗，尤其是免疫检查点抑制剂的使用，已经在多种癌症的治疗中取得了显著成效。然而，其心脏毒性却可能是致命的。及时识别和管理心脏毒性问题至关重要。本书系统地介绍了免疫治疗相关心脏毒性的病理生理学机制，提供了实用的诊断和治疗策略，对于年轻医师来说，无疑是一本不可多得的参考书籍。

　　对于医学专家，本书可给予其许多多学科融合发展的启示。在当今医学领域，多学科融合已成为推动医学发展的重要趋势。免疫治疗相关心脏毒性问题需要心脏病学家和肿瘤学家共同面对和解决。本书分别从肿瘤学家和心脏病学家的视角，详细介绍了免疫治疗相关的心脏毒性问题及其管理方法，有助于两个领域的医师加深理解，促进跨学科的沟通和合作，从而为患者提供更全面、更精准的治疗方案。

对于医院管理者，推广学习和实践书中的先进理念，有助于提升医院服务质量。医院管理者只有充分认识到肿瘤治疗引起的心脏毒性问题，才能在人力资源配置、科室协作、病例管理等方面做出更合理的安排，建立跨学科团队，优化患者的治疗路径，提高治疗效果，进而增加患者对医院的信任和满意度，推动医院高质量发展。

　　本书由普洱市人民医院的侯凯博士、方志辉副主任，复旦大学上海医学院的王绍飞博士，浙江大学"一带一路"国际医学院的彭克松博士担任主译。他们或从事着肿瘤免疫治疗、心脏毒性的相关研究，或承担着肿瘤心脏病学相关的课题，或具有丰富的心脏和肿瘤影像诊断经验。来自国内各个医院和科研院所的译者们分别有着心脏病学、肿瘤学、药理学、医学影像学等不同的学科知识背景，并对肿瘤心脏病学这一新兴的交叉学科有着浓厚的兴趣，这保障了本书译文的准确性和可读性。

　　我们很乐意将本书推荐给广大医学同道，希望本书的推广能够促进我国的医疗工作者对肿瘤心脏病学这一新兴学科的认识和重视，在临床实践中有效识别和管理心脏毒性问题，为提高肿瘤患者的治疗效果和生活质量贡献我们的力量。

普洱市卫生健康委员会副书记、副主任
普洱市人民医院党委副书记、院长
陈　伟

中文版前言

在当今医学领域的众多进展中，免疫治疗作为一种革命性的癌症治疗方法，已经在全球范围内引起了广泛的关注和研究。免疫治疗在癌症治疗领域中的地位日益凸显，其独特的治疗机制和显著的治疗效果为无数患者带来了希望。然而，随着免疫治疗的广泛开展，其引发的心脏毒性问题也逐渐浮出水面，成为医学研究和临床实践中亟待解决的问题。肿瘤心脏病学这个涉及肿瘤学、心脏病学、药理学、毒理学、医学影像学等多个专业的交叉学科应运而生。

我们将 *Cardio-Oncology：Management of Toxicities in the Era of Immunotherapy* 一书翻译成中文并出版，旨在为临床医师、科研人员及相关专业人士提供一本具有实践导向性的肿瘤心脏病学参考书籍。本书深入浅出地介绍了肿瘤免疫治疗的基本原理、常见的免疫治疗药物、免疫治疗相关的心脏毒性及其病理生理学机制，并详细讨论了心脏毒性的监测、诊断和治疗方法，特别是从心脏科医师和肿瘤科医师的不同视角出发，对免疫治疗相关心脏毒性的管理提出具体的指导意见。此外，本书还展望了肿瘤心脏病学领域未来的研究方向和挑战，为该领域的发展提供了宝贵的思路和建议。

作为本书的译者，能够参与到这一重要工作中，并将这本优秀的肿瘤心脏病学实践指南介绍给中文读者，我们深感荣幸。在翻译的过程中，我们努力保持原著的学术严谨性和逻辑清晰性，同时也注意调整表达，使之更贴近中文读者的阅读习惯。我们希望，本书能够为心脏科医师、肿瘤科医师及相关领域的研究人员提供一份宝贵的参考资料，帮助大家更好地理解和应对免疫治疗中的心脏毒性问题。

我们要特别感谢普洱市人民医院的陈伟院长为本部中文译著撰写了精彩的序言，也为我们的工作提供了宝贵的指导和支持。同时，我们感谢所有参与本书翻译和出版的各位同仁，正是因为有了他们的辛勤工作和无私奉献，我们才能将本书呈现给广大读者。我们希望本书能够受到读者的欢迎，并在实践中发挥出应有的价值。受水平所限，书中难免存在译校不妥之处，恳请广大医学同道谅解并指正。

普洱市人民医院科研中心　　侯　凯

普洱市人民医院医学影像科　　方志辉

复旦大学上海医学院　　王绍飞

浙江大学"一带一路"国际医学院　　彭克松

原书序言

　　肿瘤心脏病学领域正在迅速发展。无论是传统的还是新型的肿瘤治疗药物，治疗引起的心脏毒性已经成为癌症幸存者心脏病发病和死亡的重要原因之一。随着新型的更为有效的治疗方法（如免疫疗法）的发展，肿瘤患者遭遇心脏毒性的风险不断增加。

　　本书涵盖了肿瘤心脏病学的各个方面，特别侧重于心脏毒性的管理。

　　此外，本书聚焦于肿瘤免疫疗法相关的心脏毒性的机制、危险因素、检测方法及治疗措施，是肿瘤学家、心脏病学家、肿瘤内科住院医师的学习指南和重要工具。肿瘤学家和心脏病学家了解肿瘤免疫治疗相关的心脏毒性知识，对于确定心脏毒性问题的影响范围，以及系统性地制定多学科团队合作的应对策略至关重要。

　　感谢 Antonio Russo 教授、Nicola Maurea 教授、Dimitrios Farmakis 教授及全体合作者付出的巨大努力和工作成果。

　　最后，我向 Springer Nature 团队及编者们致以最诚挚的祝福，感谢他们的辛勤合作，推出了这样一本独具特色的教科书。

Massimo Midiri，医学博士
意大利巴勒莫大学

原书前言

临床肿瘤学是快速发展的研究领域之一。过去数十年间取得的成就推动了临床肿瘤学影响范围的不断扩大。多种靶向治疗和免疫治疗正在改变临床格局及许多肿瘤的自然历程，影响着患者的生存率。

本书的主要目的是强调跨学科讨论在提高患者医疗质量中的重要性，特别是在免疫治疗时代，医学肿瘤学家面对心脏毒性这一新情况时，需要与心脏病学家等其他医疗工作者进行讨论。

在本书中，不同领域的专家详细讨论了心脏毒性管理的诸多方面。本书前几章提供了关于肿瘤生物学和免疫治疗的全面概述和背景信息，而剩余章节包括心脏毒性管理、诊断和治疗的不同方面。

此外，尽管肿瘤学的科研进展和药物审批步伐迅速，肿瘤学实习医师仍然应当在日常实践中留意、理解和应用基本的临床方法、原则和知识，在资源有限的情况下更应如此。本书为刚开始学习临床肿瘤学的医学生、医学肿瘤学住院医师和青年专家提供了一个宝贵的、以实践为导向的工具。

基于这一点，我相信本书将为医学生和肿瘤学住院医师提供一个方向，引导其思考和采取相应行动。

Antonio Russo 教授

意大利巴勒莫

原书致谢

我衷心地感谢国内（译者注：此处为原书第一主编国籍意大利）和国际同行对本书作出的贡献。

我要向所有编者表示祝贺，也要感谢他们撰写了这本非常必要的书籍。我深深感激所有编者愿意一起踏上这趟不凡的旅程，希望能够为未来一代的医学专家们带来一本实用且有价值的工具书。

最后，我由衷地感谢 Springer Nature 团队为将本书变为现实所付出的辛勤努力。

Antonio Russo 教授

目　录

第1章

背景介绍：
免疫学和肿瘤

在过去的几十年中，随着证据越来越多，我们对于肿瘤和免疫细胞之间相互作用的认知逐渐加深，免疫系统在肿瘤发生和进展中的关键作用愈加凸显[1]。几种不同的激发机体天然防御的治疗方法均能够在各种癌症组织类型中发挥持久的治疗效果，这表明肿瘤免疫治疗是一种有前景且有效的治疗方法[2]。除鼓舞人心的治疗作用外，这类免疫相关的治疗方法具有可控的安全性，在某种程度上不同于传统的全身化疗和靶向治疗[3]。这些疗法的成功展示了深入理解基础免疫学对于成功实现肿瘤学研究的临床转化具有重要意义[4-5]。

免疫系统识别和抵抗外界侵袭的能力（如抗菌药物）已经得到充分证实[6-7]。疫苗在疾病预防方面取得的成功表明，免疫系统具有"宿主保护记忆"，这一点通过固有免疫和适应性免疫得到体现[6, 8]。具体来说，固有免疫系统能够快速响应，不需要针对特定目标的免疫记忆；而适应性免疫则基于B细胞和T细胞，使得它们能够识别特定抗原，最终触发持久的免疫反应[6, 9]。具体地，B细胞和T细胞分别通过产生抗体和T细胞受体库介导特异性免疫应答。在这方面，当具体考虑到肿瘤和免疫细胞之间的相互作用时，免疫系统似乎在抑制和促进肿瘤进展中发挥双重作用，这一过程被称为肿瘤免疫编辑，肿瘤免疫编辑是指免疫系统与肿瘤细胞之间的相互作用和博弈，包括消除、平衡、逃逸三个阶段[10-11]。因此，越来越多的证据表明，肿瘤不仅由肿瘤细胞组成，还包括肿瘤微环境（tumor microenvironment，TME）。肿瘤免疫微环境是由不同类型的细胞（包括内皮细胞、几种基质细胞和免疫成分等）构成的（图1.1）[12]。

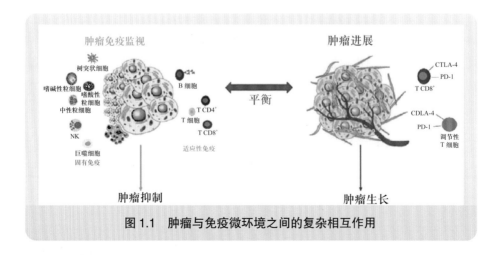

图 1.1 肿瘤与免疫微环境之间的复杂相互作用

在这种有趣的场景中，必须采取一系列有效的步骤来激发抗肿瘤免疫反应。由于肿瘤细胞不受控制的增殖引起了基因组的不稳定性，大量的新抗原蛋白释放至血液中，随后被巨噬细胞和树突状细胞（抗原提呈细胞）吞噬，最终经由引流淋巴管引流至局部淋巴结[13]。此时，肿瘤新抗原通过主要组织相容性复合体（major histocompatibility complex，MHC）与T细胞受体（T-cell receptor，TCR）之间的相互作用呈递给初始T细胞[14-15]。此外，最终的初始T细胞活化需要其他关键共刺激信号的参与，这种共刺激信号以CD28受体（表达于T细胞表面）与B7超家族蛋白中的B7.1和B7.2（表达于抗原提呈细胞表面）相结合为典型代表，最终促进记忆T细胞（肿瘤特异性CD4$^+$T细胞或直接细胞毒性CD8$^+$T细胞）的克隆扩增和分化[16-17]。

尤其是癌症晚期阶段，即使免疫细胞和肿瘤细胞能够在动态稳定状态下共存，这种现象的持续存在仍然可能会导致肿瘤特异性T细胞的真正耗竭，这些T细胞会经历一种功能麻痹并在细胞表面表达抑制性免疫检查点，以逃避和抑制免疫反应，进而发生失能[18-19]。T细胞表面表达的细胞毒性T淋巴细胞相关抗原4（cytotoxic T-lymphocyte-associated antigen 4，CTLA-4）和程序性死亡受体1（programmed death 1，PD-1）是重要的免疫检查点，在与肿瘤细胞表面表达的相应配体（CD80/CD86和PD-L1/PD-L2）结合后引起T细胞活化的抑制，从而在抗肿瘤免疫反应的调控中发挥关键作用[20-21]。也就是说，在抗原提呈细胞向初始T细胞呈递抗原并因此引起最终的T细胞活化之后，CTLA-4上调进而在启动阶段（活化阶段）抑制T细胞应答；尽管程序性死亡受体1/配体1（programmed death-1/ligand-1，PD-1/PD-L1）的相互作用也参与这个阶段，但PD-1受体主要是在效应阶段（杀伤阶段）中起抑制T细胞应答的作用[22]。

在临床实践中，最成熟的肿瘤特异性免疫治疗以单克隆抗体为代表。抗CTLA-4抗体和抗PD-1抗体分别与CTLA-4和PD-1相结合从而阻断抑制性信号并因此增强淋巴结和外周组织中的T细胞功能[23-24]。在这一情境下，肿瘤与肿瘤微环境之间存在着复杂的相互作用，因为激活自身反应性T细胞而引起广泛的免疫相关不良事件（immune-related adverse event，irAE），可能会严重地影响免疫治疗最终结果[25]。尽管在早期临床试验中罕见且报道很少，但免疫检查点抑制剂（immune checkpoint inhibitor，ICI）相关的心脏毒性（cardio toxicity，CTX）已经成为一种严重且可能危及生命的重要事件，该事件与累及其他不同器官的irAE不同，糖皮质激素治疗可能对其是无效的[26]。

王绍飞译；侯凯，方志辉校

参考文献

第 2 章

肿瘤的免疫
治疗药物

近年来，免疫肿瘤学（immune-oncology，IO）的出现是不断发展的肿瘤治疗领域的又一突破。多项临床试验已证明了PD-1、PD-L1和CTLA-4等检查点抑制剂的相关价值；与标准治疗相比，它们能够提高无进展生存期（progression-free survival，PFS）和总生存期（overall survival，OS）。此外，免疫治疗通常耐受性好，副作用可控，并且保证了患者良好的生活质量（quality of life，QoL）[1-2]。对肿瘤免疫应答和免疫逃逸机制的深入认识，阐明了免疫系统在肿瘤发生中的治疗作用[3]。免疫系统影响着肿瘤生长、发展和转移过程，是肿瘤生物学研究的重要工具[4]。因此，肿瘤治疗研究特别关注免疫系统[5-6]。美国食品药品监督管理局（Food and Drug Administration，FDA）和欧洲药品管理局（European Medicines Agency，EMA）批准的免疫治疗方法，包括抗PD-1抗体（纳武利尤单抗、帕博利珠单抗）和抗PD-L1抗体（阿替利珠单抗、度伐利尤单抗、阿维鲁单抗）[7]。

表2.1总结了免疫治疗药物。

表 2.1　免疫治疗药物总结

药物	药物靶点	同种型	适应证
帕博利珠单抗	抗PD-1	IgG4	黑色素瘤，NSCLC，HNSCC，UC，MSI-H，GC，CC，HCC，RCC，EC，ESCC，MSI-H/dMMR CRC，TNBC
纳武利尤单抗	抗PD-1	IgG4	黑色素瘤，NSCLC，HNSCC，UC，MSI-H，GC，MPM，RCC，HCC，MSI-H/dMMR CRC，SCLC
阿替利珠单抗	抗PD-L1	IgG1	NSCLC，SCLC，TNBC，HCC，黑色素瘤，UC
度伐利尤单抗	抗PD-L1	IgG1	NSCLC，SCLC，UC
阿维鲁单抗	抗PD-L1	IgG1	RCC，UC
伊匹木单抗	抗CTLA-4	IgG1	黑色素瘤，NSCLC，RCC，MSI-H/dMMR CRC，MPM，HCC

注，NSCLC，非小细胞肺癌；HNSCC，头颈部鳞状细胞癌；UC，尿路上皮癌；MSI-H，微卫星高度不稳定性；GC，胃癌；CC，宫颈癌；HCC，肝细胞癌；RCC，肾细胞癌；EC，子宫内膜癌；ESCC，食管癌；dMMR，错配修复缺陷；TNBC，三阴性乳腺癌；MPM，恶性胸膜间皮瘤；SCLC，小细胞肺癌；CRC，结直肠癌。

◆ 抗PD-1药物

帕博利珠单抗

帕博利珠单抗是一种全人源化的IgG4抗PD-1抗体，它通过结合PD-1受体并阻断其与PD-L1和PD-L2的相互作用，从而抑制PD-1途径介导的免疫应答[8-9]。帕博利珠单抗已被批准用于治疗多种癌症，包括小细胞肺癌（small cell lung cancer，SCLC）、头颈部鳞状细胞癌（head and neck squamous cell carcinoma，HNSCC）、尿路上皮癌（urothelial carcinoma，UC）、胃癌、食管癌（esophagus cancer，ESCC）、宫颈癌、肝细胞癌（hepatocellular carcinoma，HCC）、Merkel细胞癌、肾细胞癌（renal cell carcinoma，RCC）和子宫内膜癌等。此外，2017年，FDA批准帕博利珠单抗用于治疗既往治疗无效的转移性微卫星高度不稳定性（microsatellite instability-high，MSI-H）或错配修复缺陷（mismatch repair-defcient，dMMR）的肿瘤，以及在氟尿嘧啶、奥沙利铂和伊立替康治疗后进展的转移性MSI-H/dMMR结直肠癌（colorectal cancer，CRC）[6, 10]。帕博利珠单抗目前已被批准用于治疗不可切除或转移性黑色素瘤患者，以及对完全切除淋巴结受累的黑色素瘤后患者进行的辅助治疗[11-12]。FDA于2015年基于KEYNOTE-001和KEYNOTE-002试验的数据，首次批准了帕博利珠单抗的应用[13-15]。KEYNOTE-002试验是一项多中心、随机、阳性对照的临床试验，研究了540名对伊匹木单抗耐药的黑色素瘤患者接受帕博利珠单抗（2 mg/kg和10 mg/kg）或化学治疗的疗效[13, 16]。研究显示，帕博利珠单抗在PFS上有显著改善（HR 0.57，95%CI 0.45～0.73）。考虑到KEYNOTE-006研究（比较帕博利珠单抗与伊匹木单抗在一线或二线治疗中的效果）的结果，帕博利珠单抗被批准用于初治的转移性黑色素瘤患者，无论其$BRAF$突变情况如何[17-18]。这项随机、开放标签的多中心试验结果显示，与伊匹木单抗相比，接受帕博利珠单抗治疗的患者在OS上表现出显著优势（32.7个月 $vs.$ 15.9个月，HR 0.73，95%CI 0.61～0.89），并且在PFS方面也有统计学上的显著改善[18-19]。KEYNOTE-054研究将已切除的ⅢA-B-C期黑色素瘤患者随机分配到帕博利珠单抗组或安慰剂组[20]。该研究报告称，对于随机分配到帕博利珠单抗组的患者，其无复发生存期（relapse-free survival，RFS）有统计学意义上的显著改善。帕博利珠单抗组的复发风险比（hazard ratio，HR）较安慰剂组低43%。此外，在整体意向性治疗（intention-to-treat，ITT）人群中，帕博利珠单抗组与安慰剂组的18个月无复发生存率分别为71.4%和53.2%[20]。基于该研究，帕博利珠单抗在辅助治疗中获得批准[20]。

　　在过去几十年里，非小细胞肺癌（non-small cell lung cancer，NSCLC）的治疗策略取得了重大进展，这与免疫治疗的出现密切相关。采用抗PD-1的免疫治疗极大地改变了对局部晚期和转移性NSCLC的治疗方法[21-22]。KEYNOTE-010研究结果公布后，帕博利珠单抗被批准用于PD-L1阳性且对一线化疗耐药的晚期NSCLC患者的二线治疗[23-24]。KEYNOTE-010是一项随机的 II/III 期试验，在PD-L1表达≥1%的患者中比较了帕博利珠单抗和多西他赛的治疗效果。在整体人群中，帕博利珠单抗的OS明显更长：帕博利珠单抗的中位OS为12.7个月，而多西他赛组为8.5个月。2016年，得益于KEYNOTE-024试验，帕博利珠单抗开始在NSCLC一线治疗中扮演重要角色，该试验将帕博利珠单抗与铂类药物化疗进行了比较[25-26]。在这项研究中，305名未经治疗的晚期NSCLC患者［PD-L1表达≥50%，且没有表皮生长因子受体（epidermal growth factor receptor，EGFR）基因的敏感性突变或间变性淋巴瘤激酶（anaplastic lymphoma kinase，ALK）基因的易位］被随机分配接受帕博利珠单抗或铂类药物化疗。帕博利珠单抗提高了缓解率（response rate，RR）（44.8% vs. 27.8%），延长了中位PFS（10.3个月 vs. 6.0个月，HR 0.50，95%CI 0.37~0.68）[25, 27]。因此，FDA批准帕博利珠单抗用于PD-L1表达≥50%的初治且无敏感突变转移性的NSCLC患者，成为这一患者群体的新一线标准治疗。随后，帕博利珠单抗在PD-L1表达小于50%的NSCLC患者中进行了研究。KEYNOTE-042研究证实，与化疗相比，帕博利珠单抗在高PD-L1表达患者中具有优势，并且在PD-L1评分为1%~49%的患者中也显示出类似的结果[28]。随后，在KEYNOTE-189研究中，帕博利珠单抗与化疗联合用于腺癌的一线治疗，在OS和PFS上显示有改善[29-30]。该研究比较了培美曲塞+铂类药物联合200 mg帕博利珠单抗或安慰剂，每3周一次，共4个周期，随后继续使用培美曲塞联合帕博利珠单抗或安慰剂，最多到35个周期。值得一提的是，不仅在PD-L1肿瘤比例评分≥50%的亚组观察到了最大的相对获益，并在所有亚组中都观察到帕博利珠单抗联合治疗的获益，包括PD-L1肿瘤比例评分小于1%的亚组。联合治疗与标准治疗相比，PFS为8.8个月（95%CI 7.6~9.2）vs. 4.9个月（95%CI 4.7~5.5）。进展或死亡的HR为0.52（95%CI 0.43~0.64）[30-31]。同样，KEYNOTE-407研究调查了帕博利珠单抗联合化疗对未经治疗的鳞状细胞癌患者的作用，结果显示，化疗联合帕博利珠单抗的患者在OS（15.9 vs. 11.3，HR 0.64）、PFS（6.4 vs. 4.8，HR 0.56）和ORR（58% vs. 35%）方面，统计学上有显著改善[26, 32]。

根据这些临床试验，帕博利珠单抗联合培美曲塞+铂类化疗药，被批准为没有EGFR或ALK基因组肿瘤异常的转移性非鳞状细胞NSCLC的一线治疗方案。同时，帕博利珠单抗联合化疗药物也被批准作为转移性鳞状细胞NSCLC患者的一线治疗。此外，帕博利珠单抗对SCLC的疗效也在两项临床试验中进行了研究：I b期KEYNOTE-028、Cohort C1和第 II 期KEYNOTE-158、Cohort G。基于这些临床试验，帕博利珠单抗被批准用于治疗那些在化疗和既往至少接受一种治疗后病情进展的SCLC患者。值得注意的是，来自KEYNOTE-028和KEYNOTE-158研究的患者的最近一次汇总分析显示，在之前接受过两线或者更多线数治疗的复发性或转移性SCLC患者中，无论PD-L1表达情况如何，帕博利珠单抗都显示出持久的抗肿瘤活性。分析报告的ORR为19.3%，KEYNOTE-158的整体人群（无论PD-L1状态如何均可入组）ORR为18.7%，仅招募PD-L1阳性肿瘤患者的KEYNOTE-028研究的ORR为33.3%。此外，分析显示中位OS和PFS（分别为7.7个月和2.0个月）与整体人群的数据相似（KEYNOTE-028和KEYNOTE-158的中位OS分别为9.7个月和8.7个月，中位PFS分别为1.9个月和2.0个月）[33-34]。

在ICI时代之前，转移性UC患者的治疗选择非常有限[35-36]。基于KEYNOTE-045研究的发现，帕博利珠单抗被批准用于治疗在接受含铂类药物化疗期间或之后疾病进展的局部晚期或转移性UC患者，这是首个在二线治疗中显示对晚期UC患者有显著生存益处的3期试验[37]。KEYNOTE-045是一项多中心、随机试验，共纳入542名在接受基于铂类药物化疗后进展的局部晚期或转移性UC患者。试验将患者随机分配至接受帕博利珠单抗或研究者选择的3种单药化疗方案（紫杉醇、多西他赛或长春瑞滨）中的1种。研究显示，在OS方面，有统计学上的显著改善：10.1 *vs.* 7.3，*HR* 0.70[37-38]。2019年6月，帕博利珠单抗被批准作为一线治疗方案，用于不适合接受含有顺铂化疗且表达PD-L1的局部晚期或转移性UC患者，或者用于不适合接受化疗的患者（无论其PD-L1表达如何）。FDA的这项批准是基于KEYNOTE-052研究做出的，该试验共招募了374名不适合接受基于顺铂化疗的UC患者，并至少接受过一剂帕博利珠单抗（每3周200 mg）。所有患者的中位ORR为29%，如ORR所示，PD-L1表达的10%截断值与对帕博利珠单抗更高的应答率相关（PD-L1 CPS<10亚组为21%，PD-L1 CPS≥10亚组为47%）[39-40]。最近，帕博利珠单抗已被批准作为晚期RCC患者的一线治疗，与阿昔替尼联合使用。该批准基于KEYNOTE-426试验的结果，这是一项在861名未接受过系统治疗的晚期RCC患者中进行的随机、多中心、开放标签试验，对接受帕博利珠单抗联合阿昔替尼与单用舒尼替尼进行比较[41]。帕博利珠单抗与阿昔替尼的联合治疗与标准治疗相比使患者的死亡风险降低了47%，疾病进展风险降低了31%（*HR* 0.53，95%*CI* 0.38~0.74）。该研究显示，实验组的中位PFS为15.1个月（95%*CI* 12.6~17.7），与舒尼替尼组（11.1个月，95%*CI* 8.7~12.5）相比，优势明显。有趣的是，在所有的亚组中都观察到了帕博利珠单抗联合阿昔替尼的益处，包括不同的PD-L1表达分组。值得注意的是，Plimack在美国临床肿瘤学会（American Society of Clinical Oncology，ASCO）2020发表

的研究中，展示了在27个月的中位随访时间内，帕博利珠单抗联合阿昔替尼与单用舒尼替尼相比持续展现出了更好的结果：中位PFS为15.4个月 *vs.* 11.1个月（*HR* 0.71，95%*CI* 0.6~0.84），24个月时的PFS为38% *vs.* 27%[42]。在胃癌及食管胃结合部腺癌（gastroesophageal junction adenocarcinoma，GEJA）上，抗PD-1抗体帕博利珠单抗也展现出了它的效力，如KEYNOTE-059所示，在这项Ⅱ期、单臂、多队列试验中，研究了在二线及以上化疗之后进展的患者中使用帕博利珠单抗作为单药治疗（队列1），以及在初治患者中联合化疗使用（队列2）和帕博利珠单抗单药治疗（队列3）[43]。研究结果显示，帕博利珠单抗耐受性好，对已接受治疗的患者展现出有希望的抗肿瘤活性。2020年发表的Ⅲ期试验KEYNOTE-062探索了PD-L1阳性及HER2阴性肿瘤患者，接受帕博利珠单抗加顺铂/5-FU的一线联合治疗后的结果表明帕博利珠单抗与化疗的疗效相当[44]。继KEYNOTE-180和KEYNOTE-181试验后，帕博利珠单抗被批准用于治疗局部晚期或转移性食管鳞状细胞癌患者，这些患者的肿瘤表达PD-L1，在一种或多种系统治疗后疾病进展。KEYNOTE-181招募了在一线治疗后进展，且至少经历过两种系统治疗的局部晚期或转移性食管癌患者，比较帕博利珠单抗与化疗的效果。帕博利珠单抗组的OS为9.3个月（95%*CI* 6.6~12.5），仅化疗组的OS为6.7个月（*HR* 0.69，95%*CI* 0.52~0.93）[45]。KEYNOTE-180显示，对于经过二线或更多线治疗后疾病进展的转移性食管癌患者，帕博利珠单抗展现出持久的抗肿瘤活性和可管理的安全性。值得注意的是，在35名PD-L1 CPS≥10的食管癌患者中，ORR为20%，即使抗肿瘤活性与PD-L1状态无关[46]。最后，正在评估帕博利珠单抗加化疗作为局部晚期或转移性食管癌患者的一线治疗的KEYNOTE-590的数据仍是必要的。在2020年欧洲肿瘤内科学会（European Society for Medical Oncology，ESMO）年会上公布的初步结果显示，帕博利珠单抗联合化疗在改善OS和PFS方面表现出色[47]。在消化系统肿瘤中，帕博利珠单抗还用于治疗先前接受过索拉非尼治疗的HCC患者。这一适应证基于在KEYNOTE-224Ⅱ期试验中展示的肿瘤缓解率和缓解持续时间，该试验针对的是在索拉非尼治疗后疾病进展或对索拉非尼不耐受的HCC患者[48]。帕博利珠单抗也是首个获得FDA批准的用于泛肿瘤疾病治疗的ICI。2017年5月，FDA批准帕博利珠单抗用于治疗无论原发肿瘤或组织学类型如何，但不可切除的MSI-H/dMMR实体瘤的成年患者和儿童患者。FDA的批准是基于4项临床试验（KEYNOTE 12、164、158和28）中注册的149名MSI-H/dMMR癌症患者的数据[49-51]。在15种肿瘤类型的149名患者中，其中47名患者为dMMR，60名为MSI-H，42名同时具有两者。这些患者每2周或每3周接受一次帕博利珠单抗治疗。

ORR为39.6%，其中完全缓解11例，部分缓解48例。ORR与组织学类型无关。在2020年6月，FDA批准帕博利珠单抗用于治疗组织肿瘤突变负荷高（tumor mutational burden-high，TMB-H；≥10突变/兆碱基），且在既往治疗后病情进展、没有其他治疗选择的不可切除或转移性实体瘤的成年患者和儿童患者。TMB是肿瘤的体细胞基因突变数量。这些肿瘤突变与新抗原的表达相关联，因此，高TMB的肿瘤更有可能对ICI治疗产生响应。在KEYNOTE-158研究中，包含102名TMB-H肿瘤患者，他们的ORR为29%（95%CI 21.39）。Marabelle等在KEYNOTE-158的第二阶段前瞻性分析中进一步探讨了抗肿瘤活性与TMB之间的关系，报告了高TMB组的ORR为28.3%［非MSI-H为24.8%（16.9%～34.1%）］，而低TMB组为6.5%（4.7%～8.7%）。高和低TMB组的中位OS分别为11.1个月（8.1～16.1个月）和13.3个月（11.5～14.8个月）；12个月生存率分别为48.0%和52.9%。在接受帕博利珠单抗单药治疗的晚期实体瘤患者中，高TMB与更高的ORR相关[51]。

　　2020年6月，帕博利珠单抗被批准用于不可切除或转移性MSI-H/dMMR CRC患者的一线治疗。该批准基于KEYNOTE-177研究，该研究将帕博利珠单抗与mFOLFOX6/FOLFIRI±贝伐珠单抗或西妥昔单抗进行了比较，结果显示PFS有显著提高（16.5个月 $vs.$ 8.2个月）。亚组分析显示，一线治疗的帕博利珠单抗的RR为50.0%，而在经治患者中为31.9%[52]。基于KEYNOTE-158研究的单一队列的结果，该结果显示了在这一患者群体中，帕博利珠单抗抗肿瘤活性持久且安全性可控，因此在妇科癌症中，帕博利珠单抗用于治疗PD-L1≥1的复发或转移性宫颈癌。在该研究中，98名患有复发或转移性宫颈癌的患者被纳入单一队列（队列E）。在PD-L1阳性肿瘤的患者中出现了12例缓解，ORR为14.6%。此外，帕博利珠单抗联合仑伐替尼已被批准用于治疗晚期子宫内膜癌，适用于MSI-H/dMMR阴性、在既往系统治疗后病情进展、但不适合手术或放疗的患者。KEYNOTE-146研究共招募了108名经治疗后病情进展的转移性子宫内膜癌患者，ORR为38.3%（95%CI 28.5%～48.9%），其中10例完全缓解。关于HNSCC，尽管患者采取了积极的多种治疗方式（手术、放疗、化疗、EGFR抑制剂等），但这些患者的复发率仍高达50%；单克隆抗体的引入成为这些患者治疗的转折点[53]。基于KEYNOTE-012研究，帕博利珠单抗最初被批准作为单药治疗，用于治疗接受含铂类药物化疗后病情进展的复发性或转移性HNSCC患者。该研究显示ORR为18%（8/45患者），在人乳头瘤病毒（human papilloma virus，HPV）阳性患者中ORR为25%（4/16患者），在HPV阴性患者中ORR为14%（4/29患者）[54]。此后，帕博利珠单抗被批准用作PD-L1表达≥1的转移性或不可切除的复发性HNSCC

患者的一线治疗，其可作为单药使用，也可与铂类药物和氟尿嘧啶联合使用。KEYNOTE-048研究根据肿瘤PD-L1表达≥50%或<50%、HPV状态和ECOG PS对患者进行了分层。患者分别接受帕博利珠单抗（n=301）、帕博利珠单抗联合铂类药物和5-FU（n=281）或西妥昔单抗联合铂类药物和5-FU（n=300）治疗。该研究显示，对于随机接受帕博利珠单抗单药治疗的PD-L1 CPS≥1亚组患者，OS具有统计学上的显著改善[55]。

纳武利尤单抗

纳武利尤单抗是一种完全人源化的IgG4单克隆抗体，靶向PD-1。

纳武利尤单抗的临床适应证包括多种实体肿瘤和血液肿瘤的治疗：黑色素瘤、NSCLC、SCLC、RCC、HNSCC、UC、MSI-H/dMMR mCRC、HCC和食管鳞状细胞癌。然而，纳武利尤单抗目前仅获批用于不可切除或转移性黑色素瘤的单药治疗或与伊匹木单抗的联合治疗，以及对淋巴结受累或转移的患者在完全切除后的辅助治疗。CheckMate 037研究将纳武利尤单抗与化疗比较，根据该研究，FDA批准纳武利尤单抗作为晚期黑色素瘤患者的二线及以上治疗。该研究显示，IO组的ORR更高，纳武利尤单抗组38/120患者（31.7%）$vs.$ 化疗组5/47患者（10.6%）[56]。因此，CheckMate 066旨在评估未经治疗的无$BRAF$突变的黑色素瘤患者使用纳武利尤单抗的疗效和安全性。研究显示，纳武利尤单抗在治疗效果上优于标准化疗，PFS为5.1个月 $vs.$ 2.2个月（95%CI 2.1~2.4）[57]。此外，为了实现更持久和长效的反应持续时间，多种治疗方法都在探索联合ICI治疗的效果。CheckMate 067研究比较了纳武利尤单抗单药治疗、联合方案治疗（纳武利尤单抗加伊匹木单抗）相比于伊匹木单抗治疗的疗效和安全性。该研究表明，纳武利尤单抗联合伊匹木单抗联合治疗在OR、PFS和OS方面获得显著改善。联合方案治疗的PFS显著延长，HR为0.42（95%CI 0.35~0.51）[58]。根据CheckMate 238研究的结果，纳武利尤单抗的适应证扩展到了黑色素瘤的辅助治疗。这项随机试验证明，与伊匹木单抗相比，纳武利尤单抗在延长RFS方面更为出色，HR为0.65（97%CI 0.51~0.83）[59]。

CheckMate 017试验首次研究了纳武利尤单抗在NSCLC治疗中的作用，这是一开放标签的Ⅲ期试验。该试验招募了经历过铂类化疗，且化疗中或化疗后疾病发生进展的转移性鳞状NSCLC患者，不论肿瘤的PD-L1状态如何。结果显示，与多西他赛相比，随机分配到纳武利尤单抗组的患者，在OS方面有统计学上的显著改善（纳武利尤单抗组为9.2个月，多西他赛组为6个月）[60]。此外，CheckMate 057试验招募了582名患者，评估了纳武利尤单抗与多西他赛相比的疗效。结果显示，和多西他赛组相比，纳武利尤单抗组的OS显著增长（12.2个月 *vs.* 9.4个月），死亡风险降低了27%。在整体人群中观察到了纳武利尤单抗的获益，但是，在所有疗效终点中，PD-L1阳性患者的获益似乎比PD-L1阴性患者的获益更大。上述两项研究均达到了其主要终点，证明与多西他赛相比，纳武利尤单抗改善OS的效果，并为既往接受过化疗的NSCLC患者的治疗方案带来了里程碑式的变化。为了提高对治疗的响应持续时间，在NSCLC中还探索了ICI的组合疗法。CheckMate 227试验发现，联合用药组和单药治疗组相比，中位OS为17.1个月 *vs.* 14.9个月，*HR* 为0.79，因此，2020年5月，纳武利尤单抗联合伊匹木单抗被批准作为表达PD-L1的成年人转移性NSCLC患者的一线治疗[61]。值得注意的是，这项试验首次在晚期NSCLC的一线治疗中，检验了TMB对免疫治疗响应的预测效用。然而，根据不同研究者的报告，TMB似乎还不能作为免疫治疗响应的预测指标[47]。此外，CheckMate 9LA试验研究了纳武利尤单抗联合伊匹木单抗在治疗初治NSCLC患者时的效果，患者先接受纳武利尤单抗和伊匹木单抗治疗，随后进行有限疗程的化疗，分别为14.1个月和10.7个月，死亡风险的 *HR* 为0.69，1年的OS分别为63%和47%，这表明联合治疗组获益更大。亚组分析表明，无论组织学类型如何，联合治疗方案都能延长OS。在泌尿系统恶性肿瘤中，纳武利尤单抗的出现革命性地改变了基于抗血管生成药物治疗转移性RCC的历史。CheckMate 025研究将纳武利尤单抗与依维莫司进行了比较，结果显示，随机分配到纳武利尤单抗组的患者与依维莫司组相比，OS有统计学上的显著改善，纳武利尤单抗组的中位OS为25.0个月，而依维莫司组为19.6个月（*HR* 0.73，95%*CI* 0.57 ~ 0.93）。中位PFS分别为4.6个月和4.4个月（*HR* 0.88，95%*CI* 0.75 ~ 1.03）[62]。基于此项研究，2015年，FDA批准纳武利尤单抗用于mRCC的二线治疗。

然而，在2018年CheckMate 214研究结果发布之前，舒尼替尼，一种血管内皮生长因子受体（vascular endothelial growth factor receptor，VEGFR）和酪氨酸激酶抑制剂（tyrosine kinase inhibitors，TKI），一直都是晚期RCC一线治疗的标准方案。Motzer等研究了纳武利尤单抗联合伊匹木单抗在中等或不利风险的晚期RCC患者一线治疗中的作用。这项开放标签试验显示，与舒尼替尼相比，联合治疗组在OS和ORR方面表现出显著优势。值得注意的是，尤其是在中等或不利风险的患者中，不论肿瘤PD-L1表达水平如何，使用ICI联合治疗都观察到更长的OS和更高的ORR，不过，在PD-L1表达水平≥1%的人群中，效益的幅度更大。此外，针对PD-1/PD-L1通路的ICI在胃肠癌治疗中也显示出了其效力。2020年6月，基于ATTRACTION-3这项多中心、随机、对照、开放标签试验的结果，纳武利尤单抗组和对照组相比，患者的中位OS为10.9个月 *vs.* 8.4个月，死亡风险降低了23%（*HR* 0.77，95%*CI* 0.62~0.96），因此，纳武利尤单抗被批准用于治疗经氟尿嘧啶和铂类化疗后的不可切除的晚期、复发或转移性食管癌患者。然而，患者整体*HR*为1.08（95%*CI* 0.87~1.34），这表明在PFS方面，纳武利尤单抗与化疗组之间没有显著差异[63]。

此外，纳武利尤单抗单药或与伊匹木单抗联合治疗被推荐用于经过氟尿嘧啶、奥沙利铂和伊立替康治疗失败的MSI-H/dMMR mCRC的二线治疗。在标准化疗初治失败后，转移性MSI-H/dMMR mCRC的预后较差。然而，由于这些肿瘤中存在高水平的肿瘤新抗原、肿瘤浸润性淋巴细胞和检查点调节因子，它们对PD-1阻断治疗有反应。因此，纳武利尤单抗在MSI-H/dMMR mCRC患者中显示出持久的应答、疾病控制和更长的生存期，为这些患者提供了新的治疗选择。CheckMate 142试验在75名患者中，评估了纳武利尤单抗单药治疗的应用，其中53名（71.6%）患有MSI-H肿瘤，14名（18.9%）患者没有MSI-H肿瘤[64]。

◆ 抗PD-L1 药物

阿替利珠单抗

阿替利珠单抗，作为一种针对PD-L1的单克隆抗体，其通过阻断PD-L1与PD-1的相互作用而发挥作用。FDA于2016年初次批准了阿替利珠单抗，用于治疗对铂类化疗药物产生耐药的转移性NSCLC。此批准基于Ⅲ期OAK临床试验的成果，该试验证明了阿替利珠单抗相较于多西他赛能显著提高OS，与此同时，Ⅱ期POPLAR研究的数据提供了一致的证据[65]。研究表明，阿替利珠单抗在所有PD-L1表达状态下都能改善患者的OS，与多西他赛相比，在ITT人群中，阿替利珠单抗组的OS更为显著（*HR* 0.73，95%*CI* 0.62~0.87）[66]。随后开展的多项临床试验进一步评估了阿替利珠单抗在初治NSCLC患者中的疗效。IMpower 130研究旨在评价阿替利珠单抗联合化疗与单纯化疗的疗效及安全性，研究结果显示，阿替利珠单抗组的中位OS为18.6个月，显著优于化疗组的13.9个月；中位PFS为7.0个月，同样优于化疗组的5.5个月[67]。据此，阿替利珠单抗联合贝伐珠单抗、紫杉醇及卡铂被批准作为无*EGFR*或*ALK*基因突变的转移性非鳞状NSCLC成人患者的一线治疗方案[68]。考虑到阿替利珠单抗可能通过阻断VEGFR介导的免疫抑制增强疗效，IMpower 150研究评估了阿替利珠单抗与贝伐珠单抗联合治疗的效果。在这项针对初治患者的开放标签、Ⅲ期临床试验中，患者随机分配接受阿替利珠单抗加卡铂及紫杉醇，或贝伐珠单抗加卡铂及紫杉醇，或阿替利珠单抗加贝伐珠单抗、卡铂及紫杉醇治疗，每3周1次，共4～6个周期，之后转入用阿替利珠单抗和（或）贝伐珠单抗维持治疗。研究结果表明，阿替利珠单抗与贝伐珠单抗及化疗的联合应用，在所有患者中都能显著改善转移性NSCLC患者的PFS和OS，包括PD-L1阴性亚组（7.1个月 *vs.* 6.9个月，*HR* 0.77，95%*CI* 0.61～0.99）和PD-L1低表达亚组（8.3个月 *vs.* 6.6个月，*HR* 0.56，95%*CI* 0.41～0.77）[69]。最近，阿替利珠单抗获批作为PD-L1表达水平≥50%的转移性NSCLC患者的首选治疗方案。此项批准依据的是IMpower 110临床试验的成果，这是一项多中心、国际性、随机分配、开放标签的研究，旨在比较患者接受阿替利珠单抗治疗与接受基于铂类药物治疗的疗效。研究结果显示，在高PD-L1表达的患者群中，接受阿替利珠单抗治疗的患者其OS得到了显著改善（20.2个月 *vs.* 13.1个月，*HR* 0.59，95%*CI* 0.40～0.89）。PFS的*HR*为0.63（95%*CI* 0.45～0.88），阿替利珠单抗治疗组的中位PFS为8.1个月（95%*CI* 6.8～11.0），相比之下，基于铂类药物的化疗组为5个月（95%*CI* 4.2～5.7）。ORR在阿替利珠单抗组为38%，基于铂类药物的化疗组为29%。

　　此外，阿替利珠单抗在SCLC的治疗中扮演了关键角色。SCLC是一种预后较差的疾病，阿替利珠单抗可以说是SCLC治疗的里程碑。IMpower 133，一项多中心、双盲、安慰剂对照的临床试验，其评估了阿替利珠单抗联合卡铂及依托泊苷与安慰剂加标准治疗的疗效[70]。该研究表明，无论是PFS（5.2个月 *vs.* 4.3个月，*HR* 0.77）还是OS（12.3个月 *vs.* 10.3个月，*HR* 0.70），阿替利珠单抗治疗组的改善作用都有显著的统计学差异。阿替利珠单抗也在UC的持续应答中显示出潜力。实际上，2016年5月，FDA批准了阿替利珠单抗用于治疗在接受含铂化疗期间或之后疾病进展，或在接受含铂的新辅助或辅助治疗12个月内疾病进展的局部晚期或转移性UC患者。IMvigor 210试验针对两组患者测试了阿替利珠单抗的疗效：一组是在之前含铂化疗方案后疾病进展的患者；另一组则包括了不能接受含铂化疗的局部晚期UC的未经治疗患者。研究显示，ORR达到了23%。值得注意的是，所有PD-L1亚组中均出现了缓解。中位PFS为2.7个月，中位OS为15.9个月。考虑到这些结果，阿替利珠单抗被批准用于不能接受顺铂治疗且肿瘤表达PD-L1的局部晚期或转移性UC。针对PD-L1—PD-1通路的免疫治疗联合抗血管内皮生长因子（vascular endothelial growth factor receptor，VEGF）治疗目前正在HCC中评估。此外，基于IMbrave 150研究，阿替利珠单抗与贝伐珠单抗联合用于治疗初治、不可切除或转移性HCC的患者。501名不可切除或转移性HCC患者接受了阿替利珠单抗加贝伐珠单抗或索拉非尼治疗。该研究达到了两个共同的主要终点，与接受索拉非尼治疗的患者相比，阿替利珠单抗加贝伐珠单抗组的中位OS在分析时尚未达到13.2个月。值得注意的是，OS的*HR*为0.58（95%*CI* 0.42~0.79），中位PFS显著增加（6.8个月 *vs.* 4.3个月，*HR* 0.59，95%*CI* 0.47~0.76）[71]。此外，阿替利珠单抗在治疗包括三阴性乳腺癌（triple-negative breast cancer，TNBC）在内的其他实体瘤患者中展现了可控的安全性和临床活性。此外，化疗可能促进肿瘤抗原释放，增强对ICI的抗肿瘤应答。基于此考虑，Impassion 130，一项3期多中心、随机临床试验，纳入了902名不可切除或转移性的初治TNBC患者，随机分配接受阿替利珠单抗或安慰剂加白蛋白结合型紫杉醇治疗。研究显示，无论是在ITT人群还是PD-L1阳性患者中，阿替利珠单抗组的PFS显著延长[72]。在ITT人群中，中位PFS为7.2个月 *vs.* 5.5个月（*HR* 0.80，95%*CI* 0.69~0.92），在PD-L1阳性亚组中为7.5个月 *vs.* 5.0个月（*HR* 0.62）。比安慰剂亚组的OS长10个月（25.0个月 *vs.* 15.5个月，*HR* 0.62）。最后，与单独化疗相比，联合治疗在所有患者（56% *vs.* 46%）及PD-L1阳性肿瘤患者（59% *vs.* 43%）中的客观响应率更高。因此，阿替利珠单抗联合白蛋白结合型紫杉醇被批准用于治疗不可切除或转移性PD-L1阳性TNBC。

度伐利尤单抗

度伐利尤单抗是一种PD-L1阻断抗体，已在多种肿瘤中得到应用，包括UC、NSCLC和广泛期小细胞肺癌（extensive-stage SCLC，ES-SCLC）。首先，在2017年，FDA加速批准度伐利尤单抗，用于治疗在接受含铂化疗期间或之后疾病进展，或在术后12个月内疾病进展的局部晚期或转移性UC患者。度伐利尤单抗的疗效在1108研究的UC队列中进行了评估，这是一个多中心、多队列、开放标签的Ⅰ/Ⅱ期临床试验[73]。共有182名在治疗后疾病进展的局部晚期或转移性UC患者被纳入，并每2周接受一次度伐利尤单抗，最长12个月。在该研究中，度伐利尤单抗在所有患者中展现了17.0%的ORR（95%*CI* 11.9~23.3个月），在高表达PD-L1肿瘤的患者中为26.3%（95%*CI* 17.8~36.4个月）。此外，大约14.3%（*n*=26）的患者实现了部分缓解，2.7%（*n*=5）的患者实现了完全缓解。PFS和OS分别为1.5个月（95%*CI* 1.4~1.9个月）和18.2个月（95%*CI* 8.1个月~NE）。在1年时，OS为55%（95%*CI* 44%~65%）。

如上所述，免疫治疗完全改变了胸部恶性肿瘤的治疗格局。值得注意的是，度伐利尤单抗是首个在Ⅲ期NSCLC的化疗、放疗后展现临床益处的ICI。度伐利尤单抗的疗效在PACIFIC研究中进行了评估，这是一个多中心、随机、双盲、安慰剂对照研究，对象为完成至少2周期同步铂类化疗和确切放疗42天内的不可切除Ⅲ期NSCLC患者[74]。患者按2∶1随机分配接受度伐利尤单抗或安慰剂，每2周一次，最长12个月。从随机分配开始，度伐利尤单抗组的中位PFS为16.8个月（95%CI 13.0～18.1），而安慰剂组的中位PFS为5.6个月（95%CI 4.6～7.8）（HR 0.52，95%CI 0.42～0.65）。12、24和36个月的OS率均倾向于度伐利尤单抗（分别为83.1% $vs.$ 74.6%、66.3% $vs.$ 55.3%和57.0% $vs.$ 43.5%）。对于死亡风险和疾病进展的分层HR分别为0.68（95%CI 0.53～0.87）和0.52。与安慰剂相比，使用度伐利尤单抗的患者中位死亡或远处转移的时间更长（23.2个月 $vs.$ 14.6个月）。额外的亚组分析显示，PD-L1 TC≥1%亚组的度伐利尤单抗安全性概况与ITT人群一致，PD-L1 TC<1%的亚组也是如此。2020年 ESMO大会公布了来自PACIFIC更新的4年期分析，确认了初步分析时报告的OS和PFS获益[75]。

此外，2020年，度伐利尤单抗与标准治疗（铂类药物/依托泊苷）联合使用被批准作为成年人ES-SCLC患者的一线治疗。CASPIAN研究，一个国际性、随机、开放标签的多中心试验，评估了将度伐利尤单抗加入化疗的影响[76]。805名患者被平均分配到三个组：度伐利尤单抗加铂类药物加依托泊苷、度伐利尤单抗加曲美木单抗加铂类药物加依托泊苷，或单独的铂类药物加依托泊苷。与单独的铂类药物加依托泊苷相比，度伐利尤单抗加化疗显示出在OS上的统计学及临床意义的改善［13个月（95%CI 11.5～14.8）$vs.$ 10.3个月（95%CI 9.3～11.2）（HR 0.73，95%CI 0.59～0.91）］。2020年，在ASCO虚拟大会上呈现的更新数据继续证实了与单独化疗相比联合治疗方案的益处，度伐利尤单抗加铂类药物加依托泊苷组的中位OS为12.9个月（95%CI 11.3～14.7），而化疗组为10.5个月（95%CI 9.3～11.2）（HR 0.75，95%CI 0.62～0.91）。相反，度伐利尤单抗和曲美木单抗加化疗组在生存期方面不优于单独化疗组；中位OS为10.4个月 $vs.$ 10.5个月（HR 0.82，95%CI 0.68～1.00）。基于这些结果，FDA和EMA先后批准度伐利尤单抗联合化疗作为ES-SCLC患者的一线治疗。

阿维鲁单抗

阿维鲁单抗作为一种针对PD-L1的人源化IgG1类单克隆抗体，在联合阿西替尼治疗转移性RCC及转移性UC方面被批准为首选治疗方案。这一批准依据的是Ⅲ期JAVELIN Bladder 100研究成果，该研究针对一线含铂化疗后未见疾病进展的局部晚期或转移性UC患者，评估了阿维鲁单抗加上最佳支持治疗（best supportive care，BSC）与单独BSC作为首线维持治疗的疗效。研究中共有700名患者被随机分配至阿维鲁单抗加BSC组或仅BSC治疗组。结果表明，阿维鲁单抗加BSC组的中位OS比单独BSC组显著延长了7.1个月［21.4个月（95%CI 18.9~26.1）vs. 14.3个月（95%CI 12.9~17.9）］，在整体人群中实现了31%的死亡风险降低（HR 0.69，95%CI 0.56~0.86）。在PD-L1阳性患者亚组（n = 358，51%）中，与对照组相比，阿维鲁单抗治疗组的死亡风险减少了44%（HR 0.56，95%CI 0.40~0.79）。基于Ⅲ期JAVELIN Renal 101研究的阳性数据，2019年FDA批准了阿维鲁单抗联合阿西替尼作为转移性RCC患者的一线治疗选项。该项为随机、多中心、开放标签的临床研究，共纳入886名初治的晚期RCC患者，不考虑肿瘤PD-L1表达状态如何[62]。参与的患者被随机分配至阿维鲁单抗联合阿西替尼治疗组或舒尼替尼治疗组。相较于舒尼替尼，阿维鲁单抗与阿西替尼的联合治疗显著延长了中位PFS，其增加超过5个月（HR 0.69，95%CI 0.56~0.84），具体数值为：阿维鲁单抗联合阿西替尼治疗组13.8个月（95%CI 11.1~NE），舒尼替尼治疗组8.4个月（95%CI 6.9~11.1）。在ITT人群中，与舒尼替尼相比，阿维鲁单抗联合阿西替尼治疗组的ORR翻倍［51.4%（95%CI 46.6~56.1）vs. 25.7%（95%CI 21.7~30.0）］。

◆ 抗 CTLA-4 药物

伊匹木单抗

伊匹木单抗是一种全人源性CTLA-4阻断抗体。迄今为止，其适应证包括治疗转移性黑色素瘤；联合纳武利尤单抗治疗中高风险、初治的转移性RCC；联合纳武利尤单抗治疗接受氟尿嘧啶、奥沙利铂和伊立替康治疗后病情有所进展的，12岁及以上的，具有MSI-H/dMMR mCRC患者；以及联合纳武利尤单抗治疗既往接受过索拉非尼治疗的HCC患者。检查点抑制剂药物的引入标志着黑色素瘤治疗的突破[77]。在CheckMate 037和CheckMate 066研究之后，纳武利尤单抗联合帕博利珠单抗已经被引入黑色素瘤治疗领域，用于治疗不可切除的Ⅲ期或Ⅳ期黑色素瘤。随后，进行了多项关于伊匹木单抗联合纳武利尤单抗的临床试验。CheckMate 067是一项双盲、随机、Ⅲ期研究，在未能手术切除的黑色素瘤初治患者中比较了联合使用纳武利尤单抗和伊匹木单抗与单独使用纳武利尤单抗或伊匹木单抗的治疗效果。在至少60个月的随访期内，联合治疗在PFS（HR 0.42，95%CI 0.35~0.51）、OS（HR 0.63，95%CI 0.42~0.64）和RR（58% vs. 19%，95%CI分别为53~64，15~24）方面优于伊匹木单抗。然而，联合治疗组的毒性反应较纳武利尤单抗和伊匹木单抗更高（59% *vs.* 23%、59% *vs.* 28%）[58]。目前，这种联合治疗已获得EMA的积极评价，但并未在所有欧洲国家获得批准。此外，伊匹木单抗在黑色素瘤的辅助治疗中也有作用。2015年10月，FDA批准伊匹木单抗用于完全切除后区域淋巴结侵犯大于1mm的黑色素瘤患者的辅助治疗。这一批准是在CA184-029研究结果发表后获得的[78]。在这项随机、双盲、安慰剂对照试验中，Ⅲ期A、B和C级皮肤黑色素瘤的患者，在手术切除治疗及标准辅助治疗后随机接受伊匹木单抗或安慰剂治疗，每12周一次，持续3年。研究者报告了伊匹木单抗组相比安慰剂组显著改善了RFS［27.6个月（95%*CI* 19.3～37.2）*vs.* 17.1个月（95%*CI* 13.6～21.6）（*HR* 0.76，95%*CI* 0.64～0.89）］。伊匹木单抗组相比安慰剂组的预估五年OS为65.4%（95%*CI* 60.8～69.6）*vs.* 54.4%（95%*CI* 49.7～58.9）。此外，尽管与安慰剂相比，伊匹木单抗的irAE发生频率更高，但分析还是确认了它的安全性。

伊匹木单抗与纳武利尤单抗的联合使用也进行了研究。EMA批准了抗PD-1抗体联合抗CTLA-4抗体作为初治的晚期RCC患者的一线治疗策略。CheckMate 214研究纳入了根据国际转移性RCC标准数据库联盟（International Metastatic RCC Criteria Database Consortium，IMDC）评估的中高风险患者。患者被随机分配到舒尼替尼组或者纳武利尤单抗联合伊匹木单抗治疗组（每3周一次，4个周期）。试验研究显示，与舒尼替尼组相比，联合治疗组在临床缓解、中位PFS和OS方面获益显著，同时安全可控。这种联合免疫治疗也在dMMR和MSI-H的mCRC患者中进行了探索[79]。CheckMate 142是一项多中心、非随机、开放标签的临床试验，招募了82名dMMR或者MSI-H的mCRC患者。所有患者每3周接受一次伊匹木单抗联合纳武利尤单抗治疗，进行4个周期，随后每2周接受一次纳武利尤单抗单药治疗，分别有9%和18%的患者实现了完全缓解，DCR分别为84%和78%。在15个月的随访时间里，75%的患者没有病情进展，84%的患者存活。此外，对于MSI-H的mCRC初治患者，其ORR为60%，ITT组中有7%显示出完全缓解。12个月的PFS和OS分别为77%和83%。这些数据进一步支持在该人群中使用联合免疫治疗。新颖且有效的ICI联合治疗也在不可切除的恶性胸膜间皮瘤（malignant pleural mesothelioma，MPM）中显示出其效能。Ⅲ期的CheckMate 743研究是一项开放标签、多中心、随机研究，评估了纳武利尤单抗联合伊匹木单抗与标准化疗在MPM患者中的效果。与基于铂类药物的标准化疗相比，该联合治疗展示了更优的OS（*HR* 0.74，95%*CI* 0.61～0.89），中位OS分别为18.1个月和14.1

个月。这些结果是在至少22.1个月的随访后观察到的。到2年时，接受联合治疗的患者中有41%存活，而接受化疗的患者只有27%存活。

侯凯，贾子尧译；王绍飞，方志辉，薛震校

参考文献

第3章

免疫治疗的不良事件

◆ 引言

免疫治疗具有独特的毒性特征，即irAE，这些不良事件可能影响包括心血管（cardiovascular，CV）系统在内的任何器官或系统[1-2]。心血管irAE可能一直被低估，直到2016年，报告了两例与ICI相关的急性心肌炎病例[3]，从那时起，人们对免疫相关心肌炎的认识和报告才有所增加[4-5]。而后认识到，不仅心肌，包括心包、传导系统（浦肯野纤维）和血管在内的心血管系统的所有其他部分也可能受到irAE的影响[6-7]。

在本章中，总结了主要的心血管irAE临床表现。

◆ 心肌炎

免疫相关心肌炎是免疫治疗中最具临床相关性的心血管毒性表现，尽管它很罕见（发病率从0.27%到1.14%不等[3, 8]），但其致死率较高在40%～50%之间[9-10]。据一项回顾性药物警戒研究报告，中位发病时间为30天（四分位数范围18～60天），报告提到了接受ICI首次输注后2周内发生的早期病例，以及≥90天后发生的迟发性病例[3, 11]。与单一ICI相比，联合使用抗CTLA-4和抗PD-1抗体似乎与免疫相关心肌炎的风险更高（发病率高达2.4%）、发病更早、表现更严重、死亡率更高有关[3, 10]。

免疫相关心肌疾病的临床表现可能多种多样，包括乏力、胸痛、呼吸急促、急性心力衰竭、肺水肿，严重者可导致心源性休克、多器官衰竭、心脏传导阻滞，以及导致死亡的房性和室性心律失常[6, 7, 12-13]。心肌炎也可能与其他irAE相关联，诸如肌炎或重症肌无力[10]。心肌炎通常是有症状的，严重者可能危及生命，但也有一些心肌炎表现为无症状或症状较轻，仅有心脏生物标志物升高，但这些病例的临床意义尚不明确[14]，美国国家癌症研究所不良事件共同术语标准（National Cancer Institute，Common Terminology Criteria for Adverse Events，NCI-CTCAE）第5版提示：在没有症状的情况下，仅靠肌钙蛋白（troponin，Tn）升高不足以定义为心肌炎[15]。

血清心脏生物标志物，如肌钙蛋白和肌酸激酶同工酶（creatine kinase-muscle/brain，CK-MB）在免疫治疗不良事件中多为升高，肌钙蛋白升高程度可能与主要并发症和死亡的风险相关[8]；大部分患者会有心电图（electrocardiogram，ECG）异常，包括：心室内传导延迟、PR间期延长，最终可能发展为完全性心脏传导阻滞或其他的心律失常形式[7-8]；超声心动图可显示心脏腔室几何形状及局部室壁运动异常[7]，但大约一半的患者不会出现左心室射血分数（left ventricular ejection fraction，LVEF）的显著降低[8]；

心脏磁共振成像（magnetic resonance imaging，MRI）诊断心肌炎时优于超声心动图，能够检测心肌水肿、坏死和瘢痕形成[7]；(^{18}F-FDG) PET/CT可以显示活动性的心肌炎症；若心内膜心肌活检（endomyocardial biopsy，EMB）可行，病理检查可能揭示心肌的淋巴细胞或巨噬细胞浸润情况[3, 7]。

◆ **非炎性心肌功能障碍**

免疫治疗也可能导致心力衰竭，而不伴有心肌炎，这是通过非炎症性心肌功能障碍形式导致的，包括左心室功能障碍的扩张型心肌病和Takotsubo综合征（Takotsubo syndrome，TS）[6, 12]。

扩张型心肌病表现为新发的全心室功能障碍，但心肌肌钙蛋白（cardiac troponin，cTn）不升高，心脏MRI或(^{18}F-FDG) PET/CT(^{18}F-FDG) PET/CT没有显示活跃的心肌炎症，EMB也没有炎性细胞浸润[6]。

Takotsubo综合征表现为急性心力衰竭，伴有心尖和左心室中部心肌的局限性室壁运动异常，无阻塞的冠状动脉，脑钠肽（brain natriuretic peptide，BNP）升高，以及获得性长QT综合征。心脏MRI、(^{18}F-FDG) PET/CT或EMB均无活动性心肌炎的迹象[6, 16]。

◆ **心律失常**

使用ICI治疗可能导致心房颤动（atrial fbrillation，AF）、房室（atrioventricular，AV）传导阻滞、室性心律失常，以及在严重情况下，由于完全性心脏传导阻滞导致的猝死[17]。

2018年发表的一项系统综述报告称，分别有10%和5%～10%的ICI相关心血管不良事件患者发生了房室传导阻滞和室性心律失常，并且发生心律失常与高死亡率相关[18]。房室传导阻滞和其他传导障碍可能是由于心肌炎导致的，因为心肌炎可以伴有房室结区或传导系统的炎症浸润。同样地，室性心律失常可能是由心肌炎或由ICI导致的心肌病引起的。新发传导障碍或室性心律失常通常与免疫相关心脏毒性的复杂临床过程相关，应对心肌炎做诊断性检查[17]。

已有报告称使用嵌合抗原受体（chimeric antigen receptor，CAR）T细胞治疗或ICI治疗的患者出现心房颤动[17, 19]。它可能是由于免疫治疗导致的全身炎症状态增加引起，也可能是由免疫相关心包炎、心肌病或甲状腺功能异常引起[17]。

◆ 心包疾病

免疫相关心包疾病可能以心包炎（伴或不伴心肌炎）、心包积液或心包压塞的形式出现[6-7]。心包毒性的确切发病率尚未完全了解，可能是因为最初对这一事件作为irAE的识别不足。在一项对2830名接受ICI治疗的患者进行的回顾性研究中，心包毒性并不常见，发病率约为0.1%[20]。然而，在特定人群中，如使用抗PD-1抗体治疗的肺癌患者，免疫相关心包疾病的发病率可能更高，在某些系列中发病率超过6%[10, 21]。尽管在大多数情况下是可逆的，但药物警戒研究报告了约20%的致死率[10]。中位发病时间为30天（四分位数范围9～90天），当然也有ICI治疗后1年多才发生晚期毒性的病例[10, 22-23]。

临床表现可能包括前倾可缓解的胸痛、低血压、呼吸困难、心音减弱、颈静脉扩张、超声心动图或计算机断层扫描（computed tomography，CT）显示的新发或恶化的心包积液、胸部X线检查发现心脏肥大、ECG变化包括新的PR段压低和弥漫性鞍状ST段抬高，和（或）心脏MRI和(^{18}F-FDG) PET/CT显示的心包炎症[7, 24]。在大约三分之一的病例中，心包积液细胞学检查中发现急性炎症细胞[24]，如果允许，心包活检可以显示为纤维素性心包炎伴淋巴细胞浸润，同时也能发现其他病理改变，包括心包增生、非特异性急性或慢性心包炎症，伴或不伴心肌受累[25-28]。

在大多数病例报告中，ICI相关的心包疾病是严重的[10]，通常伴有心包压塞，需要心包穿刺、外科引流或心包开窗术治疗。一项回顾性、单机构研究表明，尽管接受ICI的癌症患者中心包疾病的发病率较低（0.38%），但与未接受ICI治疗的癌症患者相比，需要心包穿刺治疗的需求更高，相对风险为3.1[24]，但这种心包穿刺术需求增加的原因尚不清楚。

◆ 血管炎

免疫相关血管炎可影响任何大、小的血管，大血管受影响显著，主要表现为颞动脉炎或主动脉炎[7]。特别是，2018年发表的一项药物警戒研究报告称，与未接受ICI治疗的患者相比，接受ICI治疗的患者中颞动脉炎的报告显著增加[10]。在这项研究中，与抗PD-1或抗PD-L1抗体相比，使用抗CTLA-4抗体治疗时，易发颞动脉炎。颞动脉炎的中位发病时间为21天（四分位数范围21～98天），血管炎为55天（四分位数范围21～98天）。虽然没有特别报道与免疫相关颞动脉炎有关的患者死亡，但血管炎的总致死率为6%[10]。

颞动脉炎是一种以主动脉及其分支的炎症为特征的疾病，表现为头痛、颌骨疼痛、暂时性单眼视力丧失（暂时性失明）或复视，以及疲劳、发热和体重减轻等全身症状[7]。在免疫相关颞动脉炎的患者中，有28%的患者视力受损[10]。患者炎症标志物常较高，如红细胞沉降率和C反应蛋白升高。颞动脉活检通常表现为T细胞和巨噬细胞组成的肉芽肿。

◆ 心肌梗死

有报道称，在ICI治疗期间会发生心肌梗死（myocardial infarction，MI）[6, 29]，但同时癌症患者也可能患有显性的或亚临床型的心血管疾病，存在心肌梗死的潜在风险因素。因此，这种情况可能与免疫治疗无关，更可能是多因素作用的结果，然而，最新的数据表明，使用ICI治疗会增加心肌梗死的风险。

在一项包括2842名接受ICI治疗的癌症患者和2842名未接受ICI治疗的癌症患者的配对队列研究中，接受免疫治疗的患者心肌梗死的发病率约为2%[30]。在一个包括已知心血管风险因素的多变量模型中，ICI与包括心肌梗死、再血管化和缺血性卒中在内的心血管事件风险显著升高相关（*HR* 4.50，95%*CI* 3.30 ~ 6.13）。

有趣的是，与ICI治疗之前的2年相比，ICI之后2年内心肌梗死的发病率有所增加（*HR* 4.84，95%*CI* 2.76 ~ 8.09）。与ICI相关的心血管事件风险增加似乎与动脉粥样硬化的加速进展有关[30]。然而，还不能排除其他机制，因为已有使用抗PD-1抗体治疗期间出现的冠状动脉痉挛的病例[29]。

心肌梗死通常表现为胸痛，ECG上新发的缺血性异常，包括ST段抬高、ST段压低或T波倒置，心脏肌钙蛋白升高，以及超声心动图或心脏MRI上出现新的节段性室壁运动异常[6]。鉴别诊断包括冠状动脉血管炎和局灶性心肌炎[30-31]。诊断的金标准是冠状动脉造影，而在血流动力学显著狭窄的情况下，有必要行经皮冠状动脉介入治疗[6]。

孙平，李雯译；方志辉，侯凯，井浩人校

参考文献

第 4 章

心脏毒性的病理生理学

◆ 心脏毒性的病理生理学概览

抗肿瘤治疗（包括药物治疗和放射治疗）的心脏毒性实际上涉及了影响心肌、心内膜和心包及体循环和肺循环的各种形式的心血管疾病[1]。抗肿瘤治疗可直接或间接作用于心血管系统的各个部分，或导致细胞功能障碍、坏死或凋亡，或诱发代谢异常等问题，因此才会有如此广泛的表现形式。由于患者自身的合并症和危险因素与癌症这两个因素的相互交织，抗肿瘤治疗对心血管系统的影响也会发生变化（图4.1）[2-3]。患者的个人特征、既往心血管疾病史、心脏或心外合并症、并存的心脏代谢和遗传因素可能会加剧抗肿瘤治疗的心脏毒性[4-5]。同时，癌症本身可能通过直接侵犯心脏和血管，通过引起血栓前状态增加血栓栓塞风险，或通过诱发炎症、恶病质和其他代谢或系统异常影响心血管系统功能[2, 6]。此外，最近的研究还发现，心脏细胞和恶性细胞与其周围环境的相互作用，可能是心脏病和癌症进展的一个共同因素[7]。

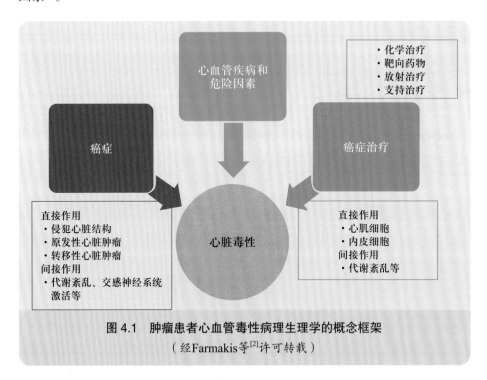

图 4.1 肿瘤患者心血管毒性病理生理学的概念框架

（经Farmakis等[2]许可转载）

◆ 心脏功能障碍与心力衰竭

抗肿瘤治疗诱发的心功能障碍表现为从无症状的左心室（left ventricular，LV）功能障碍到症状性心力衰竭。无症状左心室功能障碍可能很轻微，只能通过高敏心肌肌钙蛋白（high-sensitivity cardiac troponin，hs-cTn）、利钠肽（natriuretic peptide，NP）等血清生物标志物；或者左心室应变成像等敏感的影像学技术，以及明显的特征性的LVEF降低进行检测[8-9]。症状性左心室功能障碍可表现为典型的心力衰竭症状，如呼吸困难、外周水肿或乏力。然而，这些症状往往难以解释，因为它们也可能由癌症引起。

抗肿瘤治疗对心肌细胞的直接毒性作用可能导致心功能不全（图4.2）。以前曾有人提出，根据心肌损伤是否可逆，可将对心肌细胞产生毒性作用的系统性抗肿瘤药物分为两类[10]。根据这一分类，导致细胞坏死或凋亡的不可逆心肌细胞损伤的药物被称为Ⅰ型药物，而导致潜在可逆性细胞功能障碍的药物被称为Ⅱ型药物。Ⅰ型和Ⅱ型药物的典型例子分别是蒽环类药物和曲妥珠单抗。不过，细胞层面的心肌损伤是否具有可逆性，可能还取决于其他因素，如抗肿瘤药物之间的相互作用。例如，有研究表明，当两种药物同时使用时，典型的Ⅱ型药物曲妥珠单抗可能会增强蒽环类药物诱导的心脏毒性，从而导致心肌细胞死亡[11]。

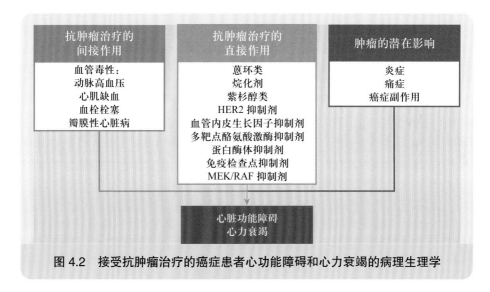

图 4.2　接受抗肿瘤治疗的癌症患者心功能障碍和心力衰竭的病理生理学

蒽环类药物诱导的心功能障碍是抗肿瘤药物心脏毒性的雏形，也是研究最深入的一种形式。蒽环类药物诱导心功能障碍的机制有多种。蒽环类插入核酸，通过产生活性氧诱导氧化应激，导致蛋白质、核酸和脂质过氧化，并抑制心肌细胞中DNA和RNA的合成和修复。这些变化进而导致肌节蛋白功能障碍、线粒体功能障碍，最终导致心肌细胞死亡[12]。最近的研究表明，拓扑异构酶2β是DNA转录、复制和重组所需的一种酶，它可能在介导蒽环类诱导的心脏毒性中发挥关键作用，诱导DNA双链断裂和转录组损伤；这些变化进而导致p53细胞凋亡途径激活、线粒体功能障碍和活性氧的产生，造成心肌细胞功能障碍或死亡[13]。蒽环类药物诱发心脏毒性的其他机制包括改变多药耐药性（multidrug resistance，MDR）外排蛋白，从而损害细胞清除能力，导致细胞内蒽环类药物蓄积，降低间充质细胞和循环祖细胞的活化，从而损害心脏对应激源的恢复能力[12]。

人类表皮生长因子受体（HER2/ErbB）抑制剂是单克隆抗体（如曲妥珠单抗、培妥珠单抗）或TKI（如拉帕替尼、奈拉替尼），主要用于治疗HER2过度表达的乳腺癌。这些药物与心功能不全和心力衰竭有关，如前所述，它们还会增加心脏对蒽环类药物引起的心脏毒性的易感性。HER2抑制剂会影响神经调节蛋白-HER2/HER4通路，该通路负责心肌细胞的生长、存活和稳态，以及细胞对应激的反应。抑制HER2会削弱心肌细胞对不同应激源做出有利反应的能力，从而使细胞更容易出现功能障碍或死亡[12]。

ICI是针对CTLA-4或PD-1及PD-L1的单克隆抗体，这些信号分子位于T淋巴细胞和抗原递呈细胞上，可抑制它们的活性，从而使癌细胞逃脱免疫监视[14]。通过抑制这些调节因子，ICI可增强免疫系统的活性，对多种恶性肿瘤具有显著疗效。然而，除抗肿瘤作用外，ICI对免疫系统的激活还可能导致一系列与免疫相关的炎症不良事件，影响各种器官，如结肠炎、肺炎、肝炎和肌炎[15]。在这种情况下，ICI还可能影响心肌、心包、传导系统和血管。ICI的心脏毒性主要表现为免疫介导的心肌炎，并可能进一步并发心室功能障碍、心房颤动和心律失常[16]。根据首例ICI诱导的心肌炎的病例报告，这种并发症的发生率很低，仅为1%，但死亡率可高达50%[17-18]。ICI免疫介导的其他心血管并发症可能包括心包炎、血管炎、Takotsubo综合征和传导系统异常[16]。

硼替佐米和卡非佐米等蛋白酶体抑制剂用于治疗多发性骨髓瘤。这些药物阻断蛋白酶体的作用，而蛋白酶体负责降解功能异常或非必要的蛋白质。泛素-蛋白酶体系统在血管稳态中发挥着重要作用[19]。蛋白酶体抑制会导致功能异常的蛋白质在不同细胞（包括内皮细胞）中积累，从而导致心血管毒性，表现为动脉高血压、心功能障碍、心力衰竭、静脉血栓栓塞和血栓性微血管病[20-22]。

小分子TKI，如血管内皮生长因子抑制剂（vascular endothelial growth factor receptor inhibitor，VEGFi），除众所周知的血管毒性外，还可能诱发心肌功能障碍。本章稍后将讨论抗肿瘤疗法对血管和心脏内皮细胞的毒性作用，通过心肌细胞与内皮细胞之间的相互作用，心肌细胞可能会进一步受到间接影响。本章后面还将讨论其他形式的心血管毒性，包括高血压或肺动脉高压、心肌缺血、动脉或静脉血栓栓塞和瓣膜病，这些都可能进一步导致心功能不全和心力衰竭（图4.2）。还有人认为，恶性细胞产生的代谢副产物及癌症诱发的炎症反应和恶病质可能会进一步影响心脏功能[7]。

用于治疗恶性黑色素瘤和NSCLC的MEK和RAF抑制剂（如曲美替尼和达拉菲尼）联合用药与心功能障碍风险增加及血管毒性（主要是动脉高血压）有关[23]。一方面，MEK抑制剂损害了具有心脏保护作用的MEK/ERK通路；另一方面，它又增加了p38 MAP通路的心脏毒性，这两者都会对心脏功能产生负面影响[24-25]。

◆ 血管疾病

抗肿瘤治疗导致的血管疾病包括动脉高血压、冠状动脉疾病、肺动脉高压，以及动脉或静脉血栓栓塞事件。许多抗肿瘤药物和放疗对内皮细胞完整性和功能的影响是导致血管毒性的主要原因[26]。

干扰内皮功能的主要抗肿瘤药物是VEGF。VEGF蛋白家族通过调节内皮细胞的存活、增殖和迁移，在血管系统的平衡中发挥着至关重要的作用。VEGF信号激活细胞内第二信使和促生存途径，如PI3K/Akt/mTOR和MAPK/ERK，并促进NO的合成[27]。VEGFi是单克隆抗体，如贝伐珠单抗，用于抑制循环中的VEGF；或者是小分子TKI，如舒尼替尼、索拉非尼、帕唑帕尼和凡德他尼，这些药物能够抑制多种酪氨酸激酶，这些酪氨酸激酶参与VEGF、血小板衍生生长因子（platelet-derived growth factor，PDGF）或c-Kit等多个途径。VEFGi对多种恶性肿瘤有效。然而，抑制VEGF会损害内皮功能，导致NO合成减少、血管舒张功能受损、血小板活化、氧化应激和炎症，进而可能导致多种血管毒性反应，并可能进一步导致心肌功能障碍和心力衰竭[28-29]。抑制VEGF信号还可能通过损害周细胞–内皮细胞相互作用和释放内皮细胞衍生微颗粒（endothelial cell-derived microparticles，ECMP），促使内皮功能障碍。周细胞（pericyte）是微循环中的血管周围细胞，它们与内皮细胞相互作用，一方通过VEGF和PDGF信号影响另一方的生存和功能，从而促进血管的稳态[30]。抑制VEGF和PDGF的抗肿瘤药物（如舒尼替尼、索拉非尼和帕唑帕尼）可能会削弱这种相互作用[31]。而ECMP是由功能障碍的内皮细胞裂解的囊泡，可促进炎症和氧化应激，损害NO合成并导致细胞衰老[32]。

VEGFi通常与高血压、动脉和静脉血栓栓塞事件及心功能障碍有关[26]。高血压可能是血管阻力增加的结果[33]。血栓栓塞事件与内皮功能障碍导致的高凝状态和微血管损伤有关[34]。心脏功能障碍是由于心脏适应压力负荷和其他类型应激的能力受损，以及调节微血管生长与心肌细胞代谢和生长变化相适应的能力减弱；此外，多靶点TKI可能进一步导致心肌细胞的线粒体损伤和凋亡[12, 35-36]。

另一类可能影响内皮功能并导致血管毒性的靶向抗肿瘤药物是Bcr-Abl抑制剂，用于治疗费城染色体阳性慢性髓性白血病。Bcr-Abl1蛋白是由DNA易位过程中产生的嵌合基因所生成的融合蛋白。Abl激酶家族似乎通过AP-1/Tie2促生存信号通路在内皮细胞生存和功能中发挥作用，因此，抑制Abl激酶家族可能会促使内皮功能障碍[37]。Bcr-Abl抑制剂与一系列心血管毒性相关，包括心功能障碍（伊马替尼）、高血压、心绞痛、急性冠脉综合征（acute coro-nary syndrome，ACS）、卒中、静脉血栓栓塞、外周动脉疾病（尼洛替尼和普纳替尼）和肺动脉高压（达沙替尼）[26, 38-39]。

在化疗药物方面，5-氟尿嘧啶（5-fluorouracil，5-FU）和卡培他滨等抗代谢药物与伴有ECG ST段/T波改变的心绞痛有关。冠状动脉血管痉挛导致ACS通常与5-FU有关。血管痉挛除与内皮损伤和氧化应激有关外，还有人提出了其他致病机制，包括代谢需求增加和红细胞氧转运能力受损等[40]。

还有一类与血管毒性相关的化疗药物是铂类药物，如顺铂。顺铂不仅与急性冠状动脉血栓形成有关，还与迟发性冠状动脉事件有关，其他心血管危险因素可能在其中扮演关键角色[41]。在病理生理学方面，研究显示顺铂给药后，会导致内皮功能标志物如细胞间黏附分子-1、组织型纤溶酶原激活剂、1型纤溶酶原激活剂抑制剂和von Willebrand因子（血管性血友病因子）的增加，同时伴随着血流介导的舒张功能受损和颈动脉内中膜增厚[42]。这些不良的内皮细胞效应是持久的，因为化疗之后的几年内，血清中仍能检测到铂类化合物，这可能部分解释了在接受这些药物治疗的患者中观察到的迟发性血管毒性[43]。

当部分心脏和大血管暴露于辐射区域时，胸部放疗可能会导致急性、亚急性或迟发性血管毒性[44]。辐射诱导DNA损伤，激活p53和其他通路，导致内皮细胞凋亡或衰老（细胞加速老化的过程），同时还诱导血管炎症、氧化应激和高凝状态[45]。因此，胸部放疗与血管变性和动脉粥样硬化加速有关，这导致了冠状动脉疾病，这种疾病在放疗多年后才显现出来[46]。

除抗肿瘤治疗外，与患者的并发症相关的内皮功能障碍，如糖尿病、慢性肾脏疾病或系统性炎症疾病等，也会增加血管毒性，使患者更容易受到血管并发症的影响。

在血管毒性中，血栓栓塞可能是肿瘤及其治疗最重要的并发症，因为它是继癌症进展之后导致恶性肿瘤患者死亡的第二大原因[47]。癌症相关血栓栓塞症是由3个主要因素相互作用造成的，即癌症的促血栓形成特性、某些抗肿瘤治疗引起的高凝状态及患者的危险因素。癌细胞可通过表达组织因子及释放同样表达组织因子和癌促凝因子的微粒，直接激活凝血因子；还可通过全身炎症反应间接激活凝血途径和血小板，并抑制抗凝途径和纤维蛋白溶解[48]。特定肿瘤特征也与血栓栓塞并发症风险增加有关，包括原发部位（如胰腺、胃、卵巢、脑、肺、骨髓瘤）、组织学类型（腺癌）、遗传特征（如 *JAK2* 或 *K-ras* 突变）和晚期阶段等[49]。抗肿瘤治疗可通过损伤内皮细胞和诱导炎症反应进一步促进高凝状态；与血栓栓塞风险增加相关的癌症疗法包括铂类化疗、VEGFi、沙利度胺和来那度胺等免疫调节剂、蛋白酶体抑制剂、激素疗法和支持性治疗（如使用促红细胞生成素）等[49]。此外，癌症手术和住院也会增加血栓栓塞的风险。最后，与患者相关的血栓栓塞风险因素包括高龄、女性、肥胖、既往血栓栓塞病史、合并症、遗传性凝血缺陷、恶液质和长期卧床。还应强调的是，癌症与心房颤动有关（详见下文），而心房颤动又可能增加缺血性卒中和全身性血栓栓塞的风险（图4.3）[6]。上述危险因素

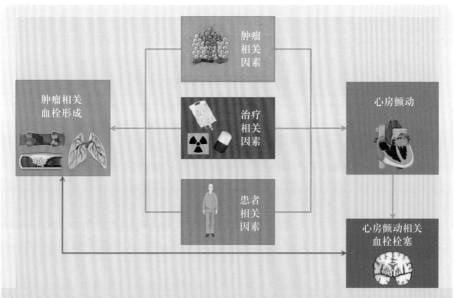

肿瘤特征、抗肿瘤治疗和患者危险因素都可能增加血栓栓塞的风险，导致癌症相关性血栓形成。此外，癌症通常伴有心房颤动，进一步增加了卒中和全身性血栓栓塞的风险。

图 4.3 肿瘤相关血栓形成的病理生理学

的综合作用可导致血液淤滞、内皮损伤和高凝状态的增加，从而满足了血栓形成的Virchow三要素（图4.4）[50]。

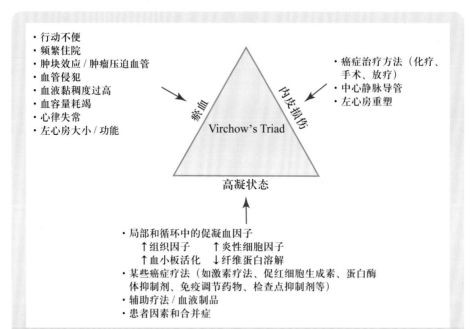

与肿瘤、抗肿瘤治疗及患者相关血栓栓塞危险因素的结合，可能会导致血液瘀滞、内皮损伤和高凝状态，从而满足Virchow三要素。

图 4.4　肿瘤疾病中血栓形成的病理生理学

（经Mosarla等[50]许可转载）

◆ 心律失常

实际上，抗肿瘤治疗可能导致各种形式的心律失常，包括室上性和室性快速性心律失常，以及与冲动形成异常或冲动传导异常有关的缓慢性心律失常。与其他形式的心脏毒性一样，心律失常也是抗肿瘤治疗、肿瘤本身、患者特征三者相互作用的结果（图4.5）[3, 51]。

在癌症治疗中使用的许多治疗方法，包括全身性的化疗药物、靶向药物和免疫治疗，以及胸部放疗、辅助性药物等，都可能会诱发或增加心律失常的风险。一些抗肿瘤药物具有促心律失常的特性，通常会导致QT间期延长[51]。

抗肿瘤治疗可通过诱发其他形式的心脏毒性，如心功能不全、缺血和心力衰竭，或通过胃肠道及其他形式的毒性导致电解质和代谢异常，进一步间接引发心律失常[3]。癌症本身可能通过原发性肿瘤或更常见的转移性肿瘤对

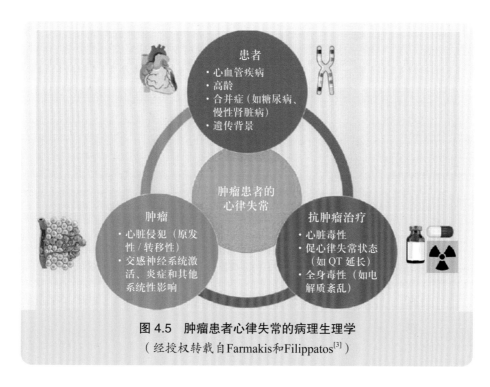

图 4.5　肿瘤患者心律失常的病理生理学

（经授权转载自Farmakis和Filippatos[3]）

心脏结构的直接侵袭，或通过炎症或自主神经系统失衡等全身性作用，引发或导致心律紊乱。最后，一些与患者相关的因素也可能导致心律失常。这些因素包括高龄（高龄是心血管疾病和癌症的常见危险因素，并与心房颤动或病窦综合征等特殊心律紊乱有关）、并发心血管疾病、非心血管疾病合并症（如糖尿病或慢性肾病），以及遗传（如遗传性QT延长）等[3]。

在癌症患者中常见并可能与抗肿瘤治疗有关的两种典型心律失常是QT延长和心房颤动。许多抗肿瘤药物，尤其是三氧化二砷和TKI（如凡德他尼和拉帕替尼），可能会导致QT间期延长；而患者可能同时服用的其他延长QT间期的药物、癌症或其治疗引起的电解质紊乱，以及原有的/遗传性QT间期延长可能会进一步加剧这种心电异常[1]。另外，肿瘤和心房颤动有许多共同的风险因素，这些因素会同时增加患上这两种疾病的风险。而某些抗癌药物（比如布鲁顿TKI布替尼）及手术治疗，特别是肺部切除手术，可能会引发心房颤动[6]。

◆ **心包和瓣膜病**

肿瘤患者的心包疾病包括急性心包炎、心包积液（通常并发心包压塞）和慢性缩窄性心包炎。急性心包炎可由胸部放疗（如肺癌或食管癌）、化疗

（如蒽环类、博莱霉素、环磷酰胺）、靶向治疗（如Bcr-Abl抑制剂伊马替尼或达沙替尼）、ICI、全反式维甲酸或免疫力低下继发感染等因素导致。心包积液可能是局部非心脏原发肿瘤（如肺癌、乳腺癌或食管癌）、转移性肿瘤（如黑色素瘤或卵巢癌）或极少数原发心脏肿瘤（如心包间皮瘤或心脏滑膜肉瘤）直接侵犯心包所致[52-53]。纵隔淋巴结受累、副肿瘤综合征或抗肿瘤药物也可能导致心包积液。由于心包纤维化、增厚和钙化，放疗数年后可能会出现慢性缩窄性心包炎。

放疗与心包、心肌、瓣膜和血管的纤维化和钙化有关。这些变化可能部分源于微血管损伤导致的间接损伤，微血管损伤导致心肌缺血，继而引起心肌纤维化[12]。临床表现包括急性心包/心肌炎、慢性缩窄性心包炎、主动脉瓣和二尖瓣钙化，以及主动脉瓣狭窄[44]。

李永福，井浩人，贾子尧译；侯凯，方志辉，李雯校

参考文献

第5章

免疫治疗的
心脏危险因素

尽管免疫治疗显著改善了多种癌症的治疗效果，但它也与不良事件相关，主要是胃肠道和内分泌免疫反应，其次是心脏毒性。这种心脏毒性通常很严重，死亡率很高[1]。心脏毒性指的是因疾病治疗引起的任何心脏功能或心脏结构的损伤。随着免疫治疗的广泛普及，免疫治疗相关的心脏毒性数据也在不断增加。0.9%~3.17%的癌症患者发生免疫治疗相关的心脏毒性[2-4]。据Escudier等[5]报道，在发生心脏毒性的患者中，1/3的死亡是由心脏损伤引起的。最常见的心脏毒性表现是心肌炎，在接受ICI治疗的患者中，心肌炎的发生率为0.5%~2%，其中50%是严重的心脏不良事件（major adverse cardiac event，MACE）[3, 5]。其他的心脏毒性表现包括心包疾病（如心包炎、心包积液和心包压塞）、传导障碍和心律失常（如心房颤动、室性心律失常）、Takotsubo心肌病（Takotsubo cardiomyopathy，TTS）等[5]。因此，鉴于上述情况，所有接受免疫治疗的患者如果出现呼吸困难、心悸、头晕、胸痛或晕厥，应告知医师，因为这些症状可能与心脏毒性有关。如果出现这些表现，患者应接受细致的诊断检查。

目前尚无法确定患者接受免疫检查点治疗的心脏毒性风险情况，因为心脏病患者和无心血管疾病的患者都可能发生严重不良事件。心脏毒性可能在没有显著心脏风险因素的情况下发生，并且可能与肌炎相关性更高[2]。在药物警戒研究中，接受纳武利尤单抗联合伊匹木单抗治疗的患者，心肌炎的发生率高于仅接受纳武利尤单抗治疗的患者（0.27% vs. 0.06%），这表明联合治疗可能是心血管毒性的危险因素[6]。在一项观察性研究中，Mahmood等[3]指出，免疫治疗相关心脏毒性可能的危险因素包括既往心脏疾病（既往心肌梗死或心力衰竭病史）、既往蒽环类药物治疗、药物相关性心肌病、自身免疫性疾病（系统性红斑狼疮、干燥综合征和结节病），以及其他抗肿瘤药物治疗（如VEGF和TKI）等。同一研究还显示，患有糖尿病、睡眠呼吸暂停和体重指数增高的患者，免疫治疗相关心脏毒性的风险增加。此外，他们发现，既往LVEF降低似乎不会影响心脏毒性的发生率和预后，实际上，38%的主要不良心血管事件发生在射血分数正常的患者中[3]。最后，整体纵向应变（global longitudinal strain，GLS）评估是否能够识别出高风险心脏毒性患者，尚待确定。

除危险因素外，在免疫治疗开始之前，所有患者都应接受全面的心脏评估。基线评估的目的是识别那些有潜在心脏病或心血管风险的患者，这些患者可能会因此发生药物相关不良事件。此外，应处理那些严重但可控制的心血管危险因素（糖尿病、高血压、肥胖和吸烟），并根据国际指南[7-9]将患者分为低风险、中风险、高风险和极高风险；尽量减少这些可能与免疫治疗心脏毒性相协同并导致预后更差的情况。免疫治疗相关心脏毒性的潜在心脏和非心脏危险因素的总结见表5.1。

表 5.1　免疫治疗相关心脏毒性的潜在心脏和非心脏危险因素

心脏危险因素
既往心脏病史（心肌梗死、心力衰竭）
药物相关性心肌病史
糖尿病、高血压、血脂异常、吸烟、肥胖
睡眠呼吸暂停综合征
非心脏危险因素
既往接受过蒽环类药物治疗
其他抗肿瘤药物治疗（如VEGF和TKI）
自身免疫性疾病（系统性红斑狼疮、干燥综合征、结节病）

◆ 为什么要评估接受免疫治疗的肿瘤患者的心血管风险？

心血管病和癌症是全球主要的两大致命疾病，它们有很多相同的危险因素，包括吸烟、肥胖、缺乏运动、不健康的饮食习惯（如高动物性脂肪、低蔬菜和纤维摄入）、过度饮酒、糖尿病及代谢综合征[10]。近几十年来，虽然癌症患者的预期寿命通过治疗有所提高，但治疗过程中可能产生不利影响，这些影响往往会加重心血管风险，进而提高肿瘤幸存者心血管事件的发生率[10]。心血管风险的增加使得癌症患者的治疗更加复杂，它不仅增加了癌症免疫治疗后发生心血管事件的风险，还限制了可用的治疗选项。此外，肥胖、糖尿病和吸烟等心脏健康危险因素也会对癌症的治疗效果和预后产生不良影响。

◆ 如何量化心血管风险？

有较高心血管风险或结构性心脏病的患者往往不参与随机临床试验（randomized clinical trial，RCT），这使得基于这些试验和综合分析的数据在肿瘤心脏病学领域的可靠性受限。因此，开发了一种评分系统来评估心血管事件的风险。欧洲心脏病学会（European Society of Cardiology）将患者根据是否存在心脏疾病或对心血管系统有重大影响的疾病（如糖尿病）分为4个心血管风险等级：低风险、中风险、高风险和极高风险（表5.2），或者使用心血管危险因素评分[7-9]。确定患者的心血管风险等级后，医师可以据此制订相应的治疗计划及患者护理和监测的方案。在缺乏肿瘤心脏病学和免疫治疗方面的数据时，可以参考相关学科专业机构的指南来评估心血管风险，并设定治疗目标[7-9]。

表 5.2 根据欧洲心脏病学会指南进行的心血管风险评估[8]

极高风险	· 动脉粥样硬化心血管病史（急性冠脉综合征病史、稳定型心绞痛、冠脉血运重建术、卒中和短暂性脑缺血发作、外周动脉疾病）。也包括冠脉造影或 CT 上的显著斑块（两支主要冠脉＞50%狭窄的多支病变）、颈动脉超声斑块 · 糖尿病伴靶器官损害或至少3个主要危险因素或病程＞20年的早发1型糖尿病 · 严重慢性肾病（eGFR＜30 mL/min/1.73 m^2） · 10年致命性心血管疾病风险评分SCORE≥10% · 家族性高脂血症合并动脉粥样硬化性心脏病或合并其他主要危险因素
高风险	· 单一危险因素显著升高：甘油三酯＞8 mmol/L（＞310 mg/dL） · 低密度脂蛋白胆固醇＞4.9 mmol/L（＞190 mg/dL），或血压≥180/110 mmHg · 家族性高脂血症患者，无其他主要危险因素 · 无靶器官损害的糖尿病患者，病程≥10年或有其他危险因素 · 中度慢性肾病（eGFR 30～59 mL/min/1.73 m^2） · 10年致命性心血管疾病风险评分SCORE≥5%，且＜10%
中风险	· 年轻患者（1型糖尿病＜35岁；2型糖尿病＜50岁），病程＜10年，无其他危险因素。10年致命性心血管疾病的风险评分SCORE≥1%，且＜5%
低风险	· 10年致命性心血管疾病风险评分SCORE＜1%

注：SCORE，系统性冠状动脉风险评估；eGFR，估计的肾小球滤过率。SCORE评分的电子版本，HeartScore（http：//www.heartscore.org/en_GB/）。

◆ ICI 诱导的心脏毒性的实验性预防策略：证据和观点

心脏毒性的具体机制尚不完全清楚，但Khunger等[11]指出，ICI引起的心脏毒性可能与大量淋巴细胞心肌浸润，导致心肌细胞坏死和凋亡有关。目前，科学家们正致力研究减少淋巴细胞与心肌细胞之间相互作用的方法，以减少促炎因子和促坏死因子的产生[12-13]。研究发现，糖皮质激素能够改善ICI治疗患者的心脏功能，因此可作为预防ICI引发心脏毒性的手段[14]。其保护作用主要通过抑制心脏中淋巴细胞（T细胞、B细胞和NK细胞）、单核细胞和树突状细胞的浸润，从而减少心脏纤维化和心肌炎[14]。除此之外，还有多种治疗方案被提出，包括每天口服30 mg泼尼松治疗心包疾病，每天静脉注射1000 mg甲泼尼龙治疗暴发性心肌病等[15-16]。目前临床实践中，用于治疗非暴发性心肌炎患者的策略是每天口服泼尼松1～2 mg/kg，然后缓慢减量[17-18]。对类固醇治疗无反应的患者，常见的治疗方法包括血浆置换[19]、静脉注射免疫球蛋白（intravenous immunoglobulin，IVIg）[20]、抗胸腺细胞球蛋白（antithymocyte globulin，ATG）[21]、吗替麦考酚酯[22]、他克莫司[23]和英夫利昔单抗[24]等。然而，由于缺乏充分的循证医学证据，这些方法在治疗心脏毒性中的应用仍受限制。

　　阿巴西普是另一种很有前景的实验性治疗策略，它是CTLA-4类似物，可降低伊匹木单抗诱导的心脏毒性[25]。 在临床前期研究中，接受ICI治疗的小鼠给予阿巴西普可降低心肌炎的发生率并减少心血管损伤的血清标志物[26]。一位接受CTLA-4阻断剂治疗的患者出现了糖皮质激素抵抗综合征，为了降低心肌炎的发生率，每2周静脉注射一次阿巴西普500 mg，总共5次。阿巴西普迅速降低了肌钙蛋白水平，减轻了心肌炎（心律失常）和肌炎（肌肉无力和面瘫）的症状[25]。

　　最后，亟须制定ICI心脏毒性的早期诊断和治疗指南：目前，针对这些潜在的致命性不良反应还没有确定的治疗指南。像处理器官系统中的irAE一样，高剂量的类固醇治疗仍是主要手段。帮助接受ICI治疗的癌症患者寻找一种有效的心脏保护剂，仍然是肿瘤心脏病学领域的研究热点。

柳晓龙，高永强，侯凯译；方志辉，贾子尧，邹瑞坤校

参考文献

第6章

心脏免疫治疗损伤的诊断方法

◆ 引言

近年来，由于早期诊断、分期和治疗方面的进步，癌症患者的生存率确有所提高[1]。但与此同时，与癌症治疗相关的并发症也造成了日益沉重的负担。其中，主要是心血管并发症[2]。因此，一个新的心脏病学分支应运而生，即"肿瘤心脏病学"，其目的是预防抗肿瘤治疗相关的心血管并发症——早期诊断和治疗任何并发症，并完成预期的抗肿瘤治疗[2-4]。虽然临床评估一直是患者进行整体治疗的基石，当症状明显出现时，心血管损伤已进入晚期，因此，建议在进行基线评估后，对心脏功能进行监测，以便及时发现任何变化[3, 5]。化疗期间或化疗后监测心功能的方法很多，包括心脏成像（超声心动图、磁共振、核素成像）和实验室指标（肌钙蛋白、NP）。监测方式的选择取决于几个因素：当地医疗的专业程度、患者的依从性及经济情况等。

以CTLA-4和PD-1/PD-L1为靶点的ICI改变了许多癌症的治疗方案，已成为治疗的主流[6-8]。这些药物对相当一部分患者治疗有效，且疗效持久，部分甚至可治愈。因此，与标准单一治疗相比，联合ICI阻断的治疗方式似乎可进一步改善临床疗效[6-9]。然而，新的证据显示，接受ICI治疗的患者会出现心血管系统irAE[7, 10]。免疫治疗的心血管毒性虽然相对罕见，但却十分严重，甚至可能致命，而在接受治疗的癌症患者中，其真实发病率尚不清楚。主要的心脏毒性并发症是心肌炎，其次是冠状动脉疾病（动脉粥样硬化斑块破裂、急性心肌梗死、血管炎）、传导疾病（房室传导阻滞）、非炎症性左心室功能障碍（心力衰竭和Takotsubo心肌病）和心包炎等。这些不良反应不仅会影响患者的生活质量，更重要的是会对整体预后产生负面影响，甚至终止抗肿瘤治疗。在这种情况下，心脏保护治疗（包括常规用于治疗心力衰竭的药物）越早进行，对逆转损害就越有效。因此，通过特定的诊断方法对ICI治疗引起的心血管损伤进行早期评估日趋重要[7]。ASCO 2018建议在对每位接受ICI治疗的患者进行诊断检查时，进行12导联心电图检查，并建议考虑进行肌钙蛋白测定，尤其是接受联合免疫治疗的患者[11]。然而，对于无症状患者的基线心脏病学评估和监测，目前还没有达成共识。ASCO和ESMO指南建议，当出现心血管损伤症状/体征时，应立即通过ECG、肌钙蛋白、BNP、超声心动图和胸部X线检查等方法进行全面的心脏病学评估。应根据心内科会诊情况考虑进一步的高级检查，如负荷试验、心导管检查和心脏MRI等[11-12]。

在本章中，我们将讨论检测心脏免疫治疗损伤的现有诊断方法及其综合应用。心脏免疫治疗损伤的主要类型及可用于检测的相关诊断工具见图6.1。

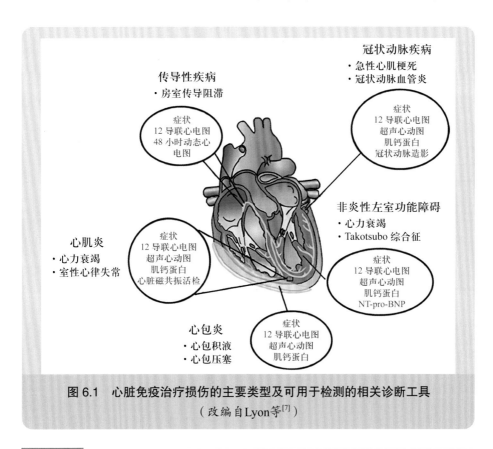

图 6.1 心脏免疫治疗损伤的主要类型及可用于检测的相关诊断工具

（改编自 Lyon 等[7]）

临床和心电图评估

在开始使用ICI之前，临床评估一直是对患者进行整体基线评估的基石[3-4, 6]。所有患者都应进行体格检查（包括血压、心率、心肺检查、外周脉搏）和详尽的血液检查（血细胞计数、血糖、尿素、肌酐、低密度脂蛋白胆固醇和高密度脂蛋白胆固醇、甘油三酯、纤维蛋白原、红细胞沉降率、钠、钾、钙、镁、促甲状腺激素、尿酸、同型半胱氨酸、HbA1c）[1-3]。建议对接受ICI治疗的患者进行ECG检查，ECG可能会显示PR间期延长、QRS轴偏移、束支传导阻滞、二度或完全性心脏传导阻滞[3-4, 6]，其他变化可能提示心肌炎（弥漫性ST段抬高）和心包炎（PR压低和广泛的鞍形ST段抬高），极少数情况下，ICI治疗可能会出现心肌梗死，表现为胸痛和心电图上新的缺血性改变（如ST段抬高、ST段压低或T波倒置）[3, 13]。此外，对于出现心悸、晕厥前兆或晕厥等症状的患者，可考虑进行48小时动态心电图监测[3, 14-15]。事实上，ICI治疗也可能导致房室传导异常，包括心脏传导阻滞、心动过缓，以及房性和室性快速性心律失常[14]，严重者可出现完全性心脏传导阻滞和心源性猝死[12,15]。

◆ 超声心动图

经胸超声心动图（transthoracic echocardiography，TTE）是临床中最常用的监测肿瘤治疗相关心功能不全（cancer therapy-related cardiac dysfunction，CTRCD）的技术[3,16-20]。其中，二维超声心动图因其可重复性、安全性、广泛性和低成本而成为最常用的技术[3,21]。左心室容积和LVEF是检测心脏毒性最广泛使用的参数[3,18,22]。二维超声心动图容积计算采用欧洲心血管成像协会（European Association of Cardiovascular Imaging，EACVI）和美国超声心动图学会（American Society of Echocardiography，ASE）推荐的双平面圆盘法（改良Simpson法）[23]。采用改良Simpson法的正常LVEF为63%±5%，而LVEF在53%～73%的范围内都归类为正常[23]。CTRCD的定义是在肿瘤治疗过程中，LVEF下降＞10%，数值低于正常下限，并在2～3周后，复查确认[3,18,22]。采用对比剂增强超声心动图或3D技术的超声心动图进一步提高了CTRCD检测的准确性[24-26]。鉴于评估节段性室壁运动异常的重要性，当至少两个连续节段不能充分显像时，建议使用心肌对比剂，以更好地勾勒血液-心内膜界面，从而改进对左心室的几何形状和功能的分析[25]。增强超声心动图与心脏磁共振（cardiac magnetic resonance，CMR）进行的LVEF测量有严格的相关性，后者是检测左心室容积的金标准[27]。虽然二维超声心动图是一种有效的检查手段，但许多研究人员已将三维成像的概念视为该技术的进阶[26]，在图像质量良好的患者中，三维超声心动图测量结果准确且可重复，因此，如果条件允许，应该使用三维超声心动图测量[3,25,28]。三维超声心动图容积测量的优点之一是不依赖于几何假设[25,28]。尽管标准超声心动图方法有很多优点，但LVEF一旦受损，则心脏损伤已成定局[17-18,29-31]，并不能有效地预防心脏毒性。因此，人们开始研究新的收缩功能障碍标志物，以更早地发现损伤并预测心脏毒性[17-18]。变量分析成像似乎是可以早期发现心肌功能障碍的有效工具[30-31]。在开始使用潜在的心脏毒性药物之前，建议对癌症患者进行全面的超声心动图评估，包括测量舒张功能、心脏瓣膜和心包[3,25]。癌症患者的舒张功能常常受损[22,32]。在肿瘤治疗中，由于化疗相关的负荷条件变化（如贫血、腹泻、恶心和呕吐），使用组织多普勒成像（tissue Doppler imaging，TDI）测量二尖瓣环e′速度及E/e′比值的可靠性存在疑问。然而，通过TDI测得的二尖瓣环e′速度的早期降低，非常有用且能够指示最初的舒张功能障碍，并且在癌症治疗期间及治疗后数年内，该指标会持续降低[33-34]。在接受ICI治疗的肿瘤患者中，可能会因不同原因出现瓣膜性心脏病，如既往存在的瓣膜疾病（治疗后加重）、由瓣环扩张或心尖牵拉导致的二尖瓣反流，或由于右心室功能障碍和肺动脉高压引起的三尖瓣反流[35-36]。心包炎既可以单独出现，表现为典型的心包疼痛，也可能伴随心肌炎一同发生，还可能引起心包积液和心包压塞[37]。对心包积液的量化和分级应遵循标准程序，而且在这种情况下，通过超声心动图和多普勒检查评估患者是否存在心包压塞非常关键[37]。

◆ 心肌变形成像

LVEF反映了心室在心动周期中的容积变化，但它并不完全代表心肌收缩力。LVEF下降通常在心脏损伤严重时才能被检测到，这也意味着其恢复可能性较低，因此它不适合作为心脏毒性的早期指标。相对而言，心肌变形成像技术通过测量心肌纤维的长度变化，能够更准确地反映心肌的内在收缩力[31]。在这种情况下，对二维超声图像中斑点运动追踪的分析提供了一种与多普勒角度无关的客观心肌变形分析，可对心肌纵向、环向、径向功能和扭转进行量化。最近的研究表明，斑点追踪超声心动图（speckle-tracking echocardiography，STE）是一种准确、可行且可重复的心脏功能测量方法[38]。尤其是以所有心肌节段收缩期应变值的平均值来评估的GLS，可用于常规临床实践，并被认为是一种高效的预后标志物。有研究表明，在接受抗肿瘤药物治疗的患者中，GLS的降低先于LVEF的降低[39-40]。与LVEF相比，这些研究中的GLS提供了更有效的预后信息。在抗癌治疗过程中，对左心室进行监测时，GLS测量值与基线值相比的百分比变化高于15%，可用于检测亚临床心脏毒性[25]。此外，有文章建议将GLS的变化（如ΔGLS＞15%）作为早期心脏保护干预的指征[41]。Awadalla等的一项研究[42]通过STE回顾性比较了患有ICI心肌炎者（病例组，$n = 101$）的超声心动图GLS与未患心肌炎的ICI患者（对照组，$n = 92$）的GLS。在有条件的情况下，还测量了两组患者在接受ICI前的GLS。ICI心肌炎患者的GLS有所降低，与对照组相比，LVEF保持不变或降低的病例的GLS更低。在LVEF保持或降低的接受ICI心肌炎患者中，较低的GLS与主要心脏不良事件密切相关。因此，GLS是评估ICI心肌毒性强有力的辅助工具。随着三维回波技术的进步，最近开发出了一种软件，可同时对所有应变成分进行定量评估[24]。三维STE的主要优势在于可以通过一个独特的数据量分析整个左心室，与耗时较长的二维STE相比，大幅缩短了分析时间[43]。

◆ 核素成像和心脏磁共振

放射性核素血管造影（radionuclide angiography，MUGA）多年来被认为是评估接受化疗患者左心室收缩功能的金标准[44]。MUGA采用^{99m}TC-标记红细胞，通过γ摄像机与ECG触发采集，使心脏血池可视化。自20世纪70年代以来，MUGA扫描作为首选影像学方法之一，用于心脏毒性治疗前和序列评估LVEF。然而，使用这项技术的一个问题是患者会暴露在电离辐射中。此外，它无法评估右心室功能和心房，也无法研究瓣膜和心包[3]。因此，这种方法如今很少用于心脏毒性的管理。对于早期心脏毒性的可靠和准确检测方法的需求促使在化疗患者评估中引入二线先进成像技术，如CMR[45]。这项技术能够准确评估心脏结构、功能，并进行高级心肌组织特征分析，包括灌注特征，这些特征可能有助于癌症幸存者心脏毒性的诊断和管理[45]。在接受ICI治疗的患者中，如果强烈怀疑患有心肌炎，即使超声心动图上LVEF功能正常，也建议进行包括炎症序列和晚期钆增强在内的CMR检查[6]。如果CMR不可用或禁忌，禁食后的心脏(^{18}F-FDG) PET/CT或活检对检测心肌炎症有帮助[46]。在Mahmood等[47]的一项研究中，从8个中心注册处招募了35名ICI相关心肌炎患者，并将他们与105名接受ICI治疗但未患心肌炎的随机患者进行了比较。从首次使用ICI到心肌炎发病的中位时间为34天（四分位数范围21～75天），其中81%的患者在开始治疗后3个月内出现症状。51%的心肌炎病例中LVEF正常。有31名患者进行了CMR检查。在20个病例中，CMR研究显示肌钙蛋白升高并伴有晚期钆增强，同时未出现冠状动脉缺血的证据，这种模式符合典型心肌炎的诊断标准[48]。

◆ 生物标志物的作用

近年来，传统生物标志物和新兴分子在抗肿瘤药物引起的心脏毒性方面的研究是为了确保心脏毒性可以早期诊断和随访[49-50]。目前，cTn和NP，如BNP和NT-pro-BNP是最常研究的、用于早期监测抗肿瘤药物心脏损伤的生物标志物[47]。cTnI和cTnT是心脏毒性的敏感标志物[49, 51-52]。特别是cTnI的升高比LVEF下降更早，这有助于识别有较高心脏毒性风险的患者[52]。此外，随时间评估的cTnI水平具有非常重要的预后价值：持续低值与良好的结果相关，这部分患者不需要密切随访[50-52]。相反，在接受高剂量蒽环类药物治疗结束后1个月仍持续高水平的cTnI，是识别高心脏毒性风险患者的非常可靠参数。对于接受ICI治疗的患者，若怀疑有心肌炎或冠状动脉疾病，cTn是一个有效的诊断工具。

即使在较轻的心脏毒性病例中，BNP或cTn的增量也有助于亚临床损伤的诊断，并在后续监测中发挥作用[6, 53]。必须高度重视区分ICI相关心脏毒性导致的生物标志物升高与非毒性相关的心脏状况之间的差异性诊断。在既往心血管病史的晚期和转移性癌症患者中，生物标志物也可能会增加[6]。

◆ **心内膜心肌活检的作用**

尽管EMB是一种有创性检测方法，且并非没有并发症，但如果强烈怀疑心肌炎，在出现血流动力学紊乱或严重心力衰竭的患者中，EMB是必要的[46, 48, 54-55]。除诊断作用外，EMB还具有预测作用，并能指导治疗选择。实际上，当前的科学证据表明，只有在排除了病毒病因的情况下，或者当心肌炎与已知的（非心脏的）自身免疫性疾病有关时，才建议使用免疫抑制治疗。对于后一种情况，如ICI相关的心肌炎，其治疗的主要方式就是使用糖皮质激素[11, 56]。

◆ **诊断方法**

对于如何管理接受ICI治疗的患者，目前指南还没有达成共识，现有如下两种策略。

第一种策略：建议在开始治疗前为每位患者测量ECG和肌钙蛋白，并在每次用药后48小时进行复查。

第二种策略：建议对心血管症状/体征进行监测，只有在出现这些症状/体征时才检查ECG和肌钙蛋白。如果出现新的症状/体征或明显的肌钙蛋白（＞参考值上限的第99百分位数或与基线相比明显升高）或ECG异常，并怀疑患有心肌炎，则应暂停抗肿瘤治疗，并及时进行肿瘤心脏病学评估[57]。

对于无症状患者，如果肌钙蛋白值上升不明显（＜3倍正常值上限），应在24～48小时进行ECG并复查肌钙蛋白。如果ECG呈阴性，肌钙蛋白没有升高，则可继续使用ICI治疗，但每次给药前都要进行肌钙蛋白监测。如果肌钙蛋白值明显升高，应考虑暂停用药，并在24小时内进一步复查肌钙蛋白、ECG，同时需请心内科会诊。病理性ECG改变的出现及患者的临床演变（出现新症状）决定患者是否需要住院治疗[58]。

对于有症状的患者，应根据症状的严重程度和心内科医师的建议考虑住院治疗。临床怀疑心肌炎时，应考虑MRI检查。怀疑有ACS时，应考虑冠状动脉造影/核素心肌显像检查。在特定情况下，可选择心肌活检[58-59]。

用于检测ICI相关心脏损伤的诊断工具见图6.2。

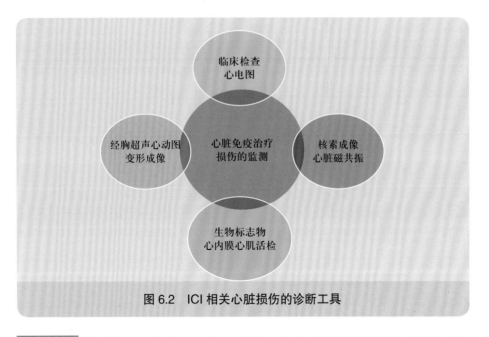

图 6.2　ICI 相关心脏损伤的诊断工具

◆ 结论

  ICI诱导的心脏毒性是一种罕见但严重的并发症，死亡率相对较高。大多数心脏毒性属于炎症性质，心肌炎是主要并发症。免疫治疗对心血管的毒性虽然相对罕见，但其严重性和潜在的致命性是不言而喻的。接受ICI治疗的患者必须对心血管不良事件的体征/症状进行监测，一旦发生，需要及时进行全面的心脏病学评估。在基线时，以及每次用药前48小时内监测ECG和肌钙蛋白似乎是一种合理的做法。

王娟，张建依，侯凯译；李雯，方志辉校

参考文献

第7章 早期心脏毒性的生物学标志物

◆ 引言

在过去的几十年中，癌症死亡率已开始显著下降，幸存者人数也在不断增加[1]，但他们发生心律失常、心力衰竭、心肌梗死、卒中和瓣膜病等常见心血管事件的风险仍然较高[1]。这可能与使用抗肿瘤药物导致的心血管毒性有关。对于患有合并症或心血管疾病的患者，我们尚缺乏能预测这些不良反应发生的特异性的早期生物标志物。

cTn和利钠肽（natriuretic peptides，BNP；译者注：此处疑似英文原书笔误，缩写应为NP）是有效的生物标志物，它们主要用于诊断心血管事件——而非预测，常用于心血管疾病诊断和风险分层。在抗癌治疗患者心血管毒性的早期诊断中，这些生物标志物的临床价值尚未明确。蒽环类药物常用于乳腺癌、白血病、淋巴瘤和肉瘤患者的治疗[2]且效果较好，同时亦不能忽视药物相关心脏毒性——心肌病和心力衰竭，但预防性心脏保护策略在预防心脏毒性方面并未显示出明显效果。值得注意的是，通过生物标志物和影像学手段及早发现蒽环类药物相关心脏毒性，然后迅速启动心脏保护策略，或许是更好的选择。

在这种情况下使用每一种蒽环类药物心脏毒性相关的生物标志物，都需要有明确的证据证明其在临床诊断中有价值[1-2]。

与测量LVEF等其他参数相比，cTn和NT-pro-BNP是一种分子生物标志物，有文献指出，它们可以更早地检测出药物引起的心脏毒性[3]。肌钙蛋白是明确的心肌细胞损伤的生物标志物，而BNP则是心肌张力增加的标志物。NP是无症状患者的长期心血管功能障碍的极佳标志物[3]。

◆ 心肌肌钙蛋白

心肌细胞受损时，TnT和TnI会释放到血液循环中：肌钙蛋白水平升高表明心脏受损和左心室功能障碍。

cTnT和（或）cTnI检测是心血管内科或急诊科诊断心肌损伤的常规方法。

关于cTn与心脏毒性之间关系，大部分的研究都集中在早期心脏损伤上，这些研究结果表明，早期肌钙蛋白升高先于LVEF的降低[4-5]。

在这方面发表的大量研究中，存在着相互矛盾的结果，这主要取决于所使用的肌钙蛋白检测方法的类型，以前的检测方法大多使用低灵敏度的肌钙蛋白，而最新的检测方法则使用高灵敏度的肌钙蛋白[1]。后者对心脏损伤的特异性很高，因此，可以检测到少量的心肌细胞损伤，并可以在出现不可逆的左心室功能障碍之前提供治疗，以尽量减少心脏毒性。然而，文献数据并不总是确凿无疑，特别是由于所分析的患者数量和类型不同，以及所调查的随访时间长短不一（事实上，目前还没有随机对照试验确定使用肌钙蛋白检测能改善癌症和心脏病患者的预后）。目前，还没有足够的数据来指导使用肌钙蛋白评估与化疗有关的心脏毒性[6]。肌钙蛋白用于监测接受蒽环类药物治疗的患者，分别用于风险分层和早期发现心脏毒性。一项研究招募了700多名接受大剂量化疗的患者，分别在化疗后12小时、24小时、36小时、72小时和1个月时评估血清肌钙蛋白水平[7]。70%的患者TnI＜0.08 ng/mL，其对心血管死亡、心房颤动、危及生命的心律失常或无症状性LVEF降低25%或以上的阴性预测值为99%。此外，如果TnI值持续呈阳性，化疗1个月后，84%的患者会出现心脏事件。尽管如此，临床上尚未在这些癌症患者的常规治疗中使用这一临界值。然而，与肌钙蛋白水平的短暂升高相比，TnI的持续升高与更严重的左心室功能障碍和更高的心脏事件发生率有关，因此TnI仍是在这种情况下使用的最佳生物标志物[8]。然而，肌钙蛋白在早期监测HER2阳性乳腺癌患者使用曲妥珠单抗和（或）拉帕替尼诱导的心脏毒性方面的价值较低[8]，肌钙蛋白与左心室功能障碍和儿童癌症幸存者的生存率之间亦没有明显的相关性。

与此形成鲜明对比的是，TnT——大都被认为作用不大，因为一些研究表明，该生物标志物与心肌梗死或冠心病无关，但主要与死亡风险有关，而死亡风险并不直接归因于心血管事件[9]。同样，肌钙蛋白升高可指导依那普利的早期治疗，从而对心脏产生重要的保护作用，并改善患者的预后[1-2]。在使用蒽环类药物治疗的儿童患者中，TnI也被证明可预测心脏毒性[10-11]。

由于许多幸存者未能遵守当前的筛查指南，尤其是在儿童患者中，因此还必须考虑能否有效实施这些策略[12]。在实施心脏保护策略的同时，采用有效的生物标志物来识别心脏毒性风险，对于继续改善癌症患者的短期和长期健康状况至关重要[13]。最后，正如Bracun等所报告的，肌钙蛋白是左心室功能障碍的有力预测指标，尤其是在高危患者中。cTn很容易测量，几乎所有自动化实验室都能提供，因此，研究者建议将cTn检测作为心脏毒性药物治疗流程的常规检查[14]。本人完全同意研究者的观点，即有必要统一临界值，以便更好地将ACS（试剂盒和实验室临界值都是针对ACS设计的）与心脏毒性区分开来。后者仍然没有一个特定的临界值来区分非高风险患者和高风险患者。此外，事实证明cTn临界点与性别和年龄有关，事实上，女性和年轻患者的cTn水平通常较低。因此，在已发表的研究中，很容易忽略cTn水平较低但存在显著偏差的情况[14]。

◆ 脑钠肽

BNP是心室肌细胞释放的分子，能够通过舒张血管和利尿作用改善心肌功能[15]。

BNP的前体，即NT-pro-BNP，在血浆中的半衰期较长[15]。血清中NT-pro-BNP水平的升高是诊断心力衰竭的生物标志物，也是心血管疾病的独立危险因素[16]。

LVEF的下降是抗肿瘤治疗最常见的心脏毒性事件[4]，因此，BNP和NT-pro-BNP作为心力衰竭的重要诊断和预后标志物被广泛地应用。目前识别亚临床心脏损伤的价值仍在研究中，已发表文献的结果还存在争议。一些文章中使用NT-pro-BNP作为心脏毒性生物标志物的临床试验和观察性研究显示，NT-pro-BNP升高与癌症治疗相关的心力衰竭之间的相关性并不一致[17]；另一些研究表明，在抗肿瘤治疗期间，BNP血清水平会升高，并与舒张和收缩功能受损相关[18]，而其他研究并未证实这些发现[19-20]。

我们认为，若要使用这些生物标志物排除心脏毒性风险，还需要参考以下文献（特别是一些文章分析了NP在不同癌症人群中的作用）。有一项研究对600名首次诊断为癌症的患者组成的连续非选择性队列进行了NP测量，结果显示，肿瘤治疗前的NT-pro-BNP基线升高是死亡风险的重要预测因素（*HR* 1.54）。此外，在中位25个月的随访中，NT-pro-BNP正常的患者生存率更高，Kaplan-Meier存活率为67% *vs*. 49%，$P<0.001$[21]。另据报道，NT-pro-BNP偏高的患者随访1年后LVEF显著下降。此外，还发现72 h时NT-pro-BNP水平与随访12个月时EF的下降水平，以及其他收缩和舒张功能障碍的标志物之间存在很强的相关性。因此，NP的测量不仅有助于识别潜在的心脏毒性患者，还有助于确定心脏功能障碍的严重程度[22]。另一项研究显示，在接受蒽环类药物治疗的癌症患者中，约有10%的患者在发生心脏事件（如左心室功能障碍、症状性高血压、心律失常、心脏性猝死或ACS）前的BNP>100 ng/L[23]。尽管这项研究存在一些局限性，尤其是由于所有心脏毒性患者均未出现左心室功能障碍，但它强调了BNP的预测价值。与之前对成年人的研究结果一致，对儿童患者的BNP血清水平测量也显示出类似的情况。与对照组相比，在接受多柔比星治疗的儿童中，BNP升高可预测心肌病的发生（伴有左心室功能障碍）[24]。

有一些因素降低了已发表研究的可靠性：①受检队列的样本量较小；②研究的回顾性设计；③缺乏参考范围；④实验室方法不同，与10～15年前相比，最近我们才有了更可靠的化学方法。关于患者的入组方式，我们强调：

①不同研究的队列规模通常较小，且不匹配；②评估的癌症类型不同，化疗方案也不同；③观察到的随访时间有限；④各项研究的终点设置不尽相同，BNP的临界值和BNP连续测量的时间点也不同。虽然老年人的BNP水平在生理上高于年轻人，这一点已得到充分证实，但在所有研究中都没有根据年龄对BNP值进行校正。相反，肾功能障碍也会增加NP水平[25]，而肥胖则与NP水平较低有关。最后，一些研究表明，继发于癌症的炎症也会导致NP升高[25]。

◆ 新的生物标志物

目前还有一些其他标志物正在研究中，其中大部分尚未在临床中使用，因为它们不仅不能作为心脏毒性的早期预测指标，也不能作为长期预测指标。正在研究的具有特定诊断价值的标志物见表7.1。

◆ 结论

个体对抗肿瘤治疗的反应差异很大，而相关的心脏毒性事件风险并不高，也无法预测。因此，识别高危患者仍具有挑战性，很难预测哪些患者将从此类药物治疗中获益。关于使用心血管循环生物标志物（尤其是通过NP和cTn检测）作为指导心血管治疗有用工具的论文比比皆是，然而，这些研究受到样本量小和人群异质性的限制，在研究比较过程中也没有考虑一些混杂因素（年龄、性别、癌症类型、合并症等）。尽管迫切需要有关心脏生物标志物在预测接受抗肿瘤治疗的患者左心室收缩功能障碍方面的有效证据，但使用生物标志物并进行心血管治疗尚未达成共识[5]。

我们强调，仅有中等水平的证据支持使用心脏肌钙蛋白和NP进行风险分层和早期识别蒽环类药物的心脏毒性。已发表研究存在如下局限性：①一些研究使用了较早的化疗方法，因此不适用于当前的蒽环类药物治疗；②使用了不同的生物标志物检测方法（低灵敏度检测和高灵敏度检测），其临界值和性能各不相同；③对于蒽环类药物治疗患者的肌钙蛋白和NP的最佳检测时机和临界值尚未达成共识[5, 14]。

值得注意的是，在最近的一项荟萃分析[29]中，肌钙蛋白诊断价值的总体敏感性和特异性分别为69%和87%，肌钙蛋白预测左心室功能障碍的阴性预测值为93%，对于不同研究中使用的不同检测方法，本荟萃分析并未发现其在预测左心室功能障碍方面存在显著差异。在识别LVEF下降方面，高敏肌钙蛋白的敏感性为69%，而常规肌钙蛋白为75%，高敏肌钙蛋白的特异性为87%，而常规肌钙蛋白为89%。具体而言，在预测左心室功能障碍方面，高

表 7.1　临床尚未使用的新兴生物标志物

生物标志物（参考文献）	主要来源	机制影响	对器官/组织的影响	临床结果	与心脏毒性相关的药物
髓过氧化物酶[26]	白细胞	致动脉粥样硬化和促氧化	心脏组织损伤	冠状动脉疾病和急性心力衰竭的风险	多柔比星，曲妥珠单抗
凝集素-3[25]	巨噬细胞	细胞外基质更新降解和纤维化	心脏纤维化/成纤维细胞增殖和胶原沉积的重塑和发展	预测死亡率和心力衰竭	无关联
GDF-15[27]	大多数体细胞组织，在胎盘中含量丰富	在氧化应激、炎症和损伤时分泌，似乎是为了维持细胞和组织的平衡	在某些应激条件下增加：炎症、心肌缺血和癌症免疫调节潜在效应		无关联
CRP	肝细胞	由白细胞介素-6诱导	一般炎症标志物	预测蒽环类药物导致的心功能不全	由于特异性有限，尚存争议
Toll样受体（TLR2和TLR4）	主要是巨噬细胞和树突状细胞	天然免疫反应	减少炎症、氧化应激和心脏凋亡	LVEF心律失常和心搏骤停	实验数据未经临床验证
精氨酸-NO代谢物[28] 精氨酸、瓜氨酸、ADMA、鸟氨酸、SDMA和MMA	大多数细胞、内皮细胞、胞、心脏组织	在细胞氧化/亚硝基激活和内皮功能障碍中发挥核心作用	调节心脏中的炎症应激心肌，纤维紊乱	蒽环类药物引起的心脏毒性，早期精氨酸-NO代谢物的增加，可预测早期多柔比星引起的心功能不全[1]	实验数据未经临床验证

注，LVEF，左心室射血分数；GDF-15，生长分化因子-15；CRP，C反应蛋白；ADMA，不对称二甲基精氨酸；SDMA，对称二甲基精氨酸；MMA，N-甲基氨酸。

敏感性肌钙蛋白检测结果并不优于传统肌钙蛋白分析，但由于两组患者人数不等，这一结果价值有限。在大多数研究中，也使用了床旁肌钙蛋白检测，但没有报告一致的比较数据[29]。

基于多参数评估个体心脏毒性风险的替代工具，能够结合血清生物标志物、心脏风险因素、癌症治疗类型和影像学参数，很可能在识别最高风险的癌症治疗心脏毒性个体方面更为准确[5, 14]。

因此，在常规应用这些生物标志物（尤其是作为心脏毒性事件的早期预测指标）之前，迫切需要改进通用诊断方案，规范心脏毒性风险评估流程，以促进与该风险相关的术语和诊断标准的统一，尤其是在心脏毒性事件的早期阶段[14, 30]。

最后，尽管人们对病理生理学和临床意义有了深入了解，但仍然没有针对肿瘤心脏病治疗的统一建议和操作要求[31]。因为肿瘤心脏病学不能仅仅依靠实验室检测或影像学检查，而是需要一个强大的平台，通过跨学科合作来保证高质量的医疗照护，同时还要家庭医师与肿瘤科医师保持密切沟通[31]。这意味着，血清或血浆生物标志物亦不能在心脏毒性诊断中独当一面。

方志辉，侯凯译；王绍飞，彭克松校

参考文献

第 8 章

心脏毒性患者的
管理：心脏病
学家的观点

◆ 引言

接受抗肿瘤治疗的癌症患者发生心血管并发症的风险会增加，如果有心脏病史，风险会更大。已报道的严重并发症包括心肌炎（伴有心室功能受损和心力衰竭）、心包炎、动脉粥样硬化加速、心律失常、非炎性心室功能障碍（Takotsubo心肌病）、血管炎和静脉血栓栓塞[1]。

ICI的心血管毒性似乎是免疫介导的组织损伤。CTLA-4、PD-1。CTLA-4和PD-1/PD-L1在免疫系统与心脏之间的相互作用中发挥着至关重要的作用，从而在炎症过程中，限制其对心血管系统的损伤[2]。最近，认为ICI治疗与动脉粥样硬化进展和心血管事件（包括心肌梗死和缺血性卒中）有关[3]。ASCO提出了ICI相关不良事件处理的一般指南和特定器官系统损伤的指南[4]。一般来说，中度或重度心脏毒性的治疗需要中断ICI治疗并予以免疫抑制治疗。治疗期间应监测患者是否出现不良事件[4]。关于心血管事件和并发症，可以参考国际心脏病学会的指南。

◆ 动脉粥样硬化与心血管事件

动物学和细胞学研究表明，靶向PD-1、PD-L1和CTLA-4的免疫检查点是动脉粥样硬化的关键负调控因子[5-7]。然而，关于ICI通过抑制动脉粥样硬化中的这些关键通路，增加动脉粥样硬化斑块和动脉粥样硬化相关心血管事件中可能发挥的作用，目前还存在相互矛盾的数据[8-9]。最近，Drobni等[3]评估了使用ICI是否与动脉粥样硬化性心血管事件有关，他们对2842名患者和2842名对照者进行了研究，对照者的年龄、心血管事件史和癌症类型均与患者相匹配。他们的研究结果表明，在匹配队列研究中，开始使用ICI后发生心血管事件的风险高出3倍；在影像学研究中，使用ICI后主动脉斑块总体积的进展率高出3倍以上。在同时使用他汀类药物或皮质类固醇的情况下，使用ICI与动脉粥样硬化斑块进展增加之间的这种关联会减弱[3]。D'Souza等[10]基于完整的全国性患者队列研究发现，在肺癌和恶性黑色素瘤患者中，接受ICI治疗的患者发生心脏事件的比例增加。接受ICI治疗的肺癌和恶性黑色素瘤患者发生心脏事件的1年绝对风险为7% ~ 10%。与药物警戒研究相比，这些临床数据的风险估计值更高[10]。在一份包含59项研究（$n = 21664$）的荟萃分析中，与传统化疗相比，使用ICI的患者在随访6个月后，冠状动脉缺血的发生率有所增加[11]。在一项包括超过20 000名免疫检查点治疗患者的综述中，9.8%的治疗相关死亡病例死于心血管事件，包括心力衰竭、心肌梗死和心肌病[12]。高龄、糖尿病、高血压、男性、曾接受过放射治疗及有心血管事件病史会增加发生心血管事件的风险[3]。不过，ICI介导的动脉粥样硬化进展可能还涉及其他潜在机制，如血管炎和被误诊为急性心肌梗死的局灶性心肌炎。ICI治疗的心血管风险是可以预防的，因此，在使用ICI之前，建议进行全面的心血管风险评估，优化预防性药物治疗，并在此后进行密切监测。

最近的研究表明，ACS也可能是ICI的不良事件之一。已发现多例ACS与ICI有关[13-14]，有些病例与ICI的使用存在因果关系[15]。这种不良事件可能是由于ICI改变了动脉粥样硬化斑块的组成，例如，相对于巨噬细胞，T淋巴细胞明显增加[16]。发生ACS时，有必要入住心脏病病房/重症监护室。诊断和治疗应遵循ST段抬高型心肌梗死[17]或非ST段抬高型心肌梗死[18]的国际指南。

◆ 心肌炎和心力衰竭

临床表现

心肌炎是ICI期间最常见的心脏irAE。虽然这种并发症似乎并不常见（发病率变化很大，据报道在0.1%到1.14%之间，在联合使用抗CTLA-4和抗PD-1治疗的患者中高达2.4%）[20-21]，但死亡率很高，约占病例的40%[22]。心肌炎发生在ICI治疗的早期，通常在前3~4次给药期间。可表现为无症状肌钙蛋白升高、疲劳、呼吸困难、端坐呼吸、肌痛、心悸、胸痛、下肢水肿、头晕、晕厥、精神状态改变、急性心力衰竭、肺水肿，严重者可出现心源性休克、多器官衰竭和室性心律失常[20-21, 23]。心肌炎可能是无症状的、暴发性的、进行性的，也可能危及生命[20, 24]。急性心力衰竭可能继发于心功能下降和射血分数降低[20, 24]。传导异常可包括完全性心脏传导阻滞[20]和心律失常。各种心律失常，如轻症的（室上性心动过速）和极端情况下的猝死（室性心动过速）都有可能发生。患者也可单独出现疲劳、不适、肌痛和（或）乏力，或合并更明显的心血管症状。这些症状通常可被其他irAE（如肺炎和甲状腺功能减退）所掩盖。

诊断

由于心脏毒性的表现各种各样，任何相关的警示症状都应立即进行检测，必要时转诊给心脏病学/肿瘤心脏病学专家[21]。有必要进行及时诊断，以便立即停用ICI并开始适当的治疗[21]。诊断时，建议进行以下几种检查：超声心动图、ECG、生物标志物、CMR，有时还需要进行EMB。

ECG是一项廉价的检查，应在症状出现时进行。在ICI相关性心肌炎中，ECG检查结果包括房性和室性心律失常、传导异常、ST-T波改变、QT延长和出现Q波，但在某些情况下也可能ECG正常。

肌钙蛋白和BNP或NT-pro-BNP等心脏生物标志物有助于心肌炎的诊断和预后。Mahmood等[21]的研究表明，肌钙蛋白峰值水平与不良心脏事件有关。当怀疑患有心肌炎时，应测量血清心脏生物标志物。在开始ICI治疗前进行肌钙蛋白的基线测量对监测标志物的变化具有重要价值。

超声心动图评估是评估ICI相关心肌炎的首选无创影像学检查。应测量LVEF并进行心肌变形分析，以评估心肌炎急性期和随访期间的心功能不全。无论LVEF高或低，GLS越低，发生不良事件的风险就越高[25]。此外，还应检查室壁运动异常、舒张功能、心包和瓣膜病变。据报道，7%～17%的ICI相关心肌炎患者存在心包积液[21、23]。

CMR是诊断其他病因所致心肌炎的无创检测中的金标准[26]。在ICI心肌毒性中，仅有23%～48%的患者出现钆造影剂延迟强化（late gadolinium enhancement，LGE）[23、27]，而在非ICI心肌炎病例中，约有80%的患者出现LGE[28]。然而，目前还缺乏关于ICI心肌炎使用CMR的系统数据，还需要进行更大规模的研究。

EMB是诊断心肌炎的有创检查中的金标准，也有助于病因的确定。EMB应在准确评估其优点和风险后在专科中心进行。然而，EMB很少作为首选检查[29]。有关ICI相关心肌炎的EMB数据很少，在小部分患者中发现了淋巴细胞聚集和心肌坏死[23、27]。

根据国际指南，心肌炎可分为3类（确诊、极可能和可能性较低），其依据是诊断测试的结果（图8.1）[29]，ECG、心脏生物标志物和超声心动图（包括GLS）是检测心肌损伤的初始检查。对于病情稳定的患者，CMR是下一步检查，包括标准组织特征描述和参数图[30]。在不确定的情况下，应考虑进行EMB，尤其是病情严重且对治疗无效的患者。对于病情不稳定的患者（心源性休克、心搏骤停或不稳定心律失常），应考虑进行紧急心导管检查以排除ACS。诊断ICI相关性心肌炎的流程见图8.2。

治疗

目前还没有明确的研究表明ICI相关心肌炎的有效治疗方法，治疗的基础仍是免疫抑制[31]。当怀疑有ICI相关性心肌炎时，应根据病情的严重程度，将患者送入肿瘤科/内科或CCU（心脏监护病房）进行监测。在不稳定的患者中，建议当机立断停止ICI和免疫抑制治疗[31]。应立即开始适当的心力衰竭支持治疗，包括利尿药、肾素–血管紧张素–醛固酮系统抑制剂和β受体阻滞剂。在心源性休克中，可能需要正性肌力药物和心脏机械辅助装置支持[32]。

心肌炎分类

临床表现	心电图	生物标志物	影像学检查	心内膜心肌活检

明确的心肌炎：
符合以下任何一项
1. 组织病理诊断为心肌炎（如活检或尸检结果）
2. 心脏核磁共振诊断为心肌炎、临床表现及下列之一：
a. 心肌坏死生物标志物升高
b. 心肌心包炎的心电图证据
3. 超声心动图检查的新发的室壁运动异常，且无法用其他诊断（如急性冠脉综合征、应激性心肌病、脓毒症）解释，并具备以下所有条件：
a. 与心肌炎相符的临床表现
b. 心肌坏死生物标志物升高
c. 心肌心包炎的心电图证据
d. 血管造影或其他检查阴性，排除阻塞性冠状动脉疾病

可能的心肌炎
无法用其他诊断（如急性冠脉综合征、外伤、应激性心肌病）解释的下列任何一种情况：
1. 心脏核磁共振检查提示心肌炎，但不伴有以下任何一项：
a. 符合心肌炎的临床表现
b. 心肌坏死生物标志物升高
c. 心肌心包炎的心电图证据
2. 心脏核磁共振提示的非特异性的心肌炎表现，并伴有以下任何 1 项或以上：
a. 符合心肌炎的临床表现
b. 心肌坏死生物标志物升高
c. 心肌心包炎的心电图证据
3. 超声心动图显示新发的室壁运动异常，伴有心肌炎的临床表现，且符合以下任一条件：
a. 心肌坏死生物标志物升高
b. 心肌心包炎的心电图证据
4. 符合"潜在的心肌炎"标准并伴有 ^{18}F-FDG 正电子发射断层显像表现为心脏 FDG 摄取呈斑点状，且无其他解释的情况

潜在的心肌炎
无法用其他诊断（如急性冠脉综合征、外伤、应激性心肌病）解释的下列任何一种情况：
1. CMR 提示的非特异性的心肌炎表现，且无以下任何一项：
a. 符合心肌炎的临床表现
b. 心肌坏死生物标志物升高
c. 心肌心包炎的心电图证据
2. 超声心动图显示新发室壁运动异常，并符合以下其中一项：
a. 符合心肌炎的临床综合征
b. 心肌心包炎的心电图证据
3. 新的生物标志物升高（超过基线），并符合以下其中一项：
a. 符合心肌炎的临床表现
b. 心肌心包炎的心电图证据

图 8.1　心肌炎的类别

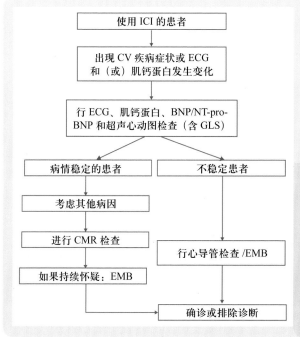

ICI：免疫检查点抑制剂；CV：心血管；ECG：心电图；BNP：脑钠肽；GLS：整体纵向应变；CMR：心脏核磁共振；EMB：心内膜心肌活检。

图 8.2　诊断心肌炎的一种检查方法

皮质类固醇是ICI相关性心肌炎免疫抑制的首选策略[4, 19]。建议静脉注射皮质类固醇［急性期甲泼尼龙1000 mg/天，随后口服泼尼松（1～2 mg/kg）］，当患者病情稳定时，且肌钙蛋白开始下降，应开始谨慎地逐渐减少剂量[4, 19]。对高剂量皮质类固醇无反应的患者应考虑其他治疗方案，如阿巴西普（阻断CD86/CD80-CD28相互作用）、贝拉西普（与CD86/CD80结合亲和力增加的第二代阿巴西普）、阿仑珠单抗（CD52单克隆抗体）、抗胸腺细胞球蛋白（耗竭T淋巴细胞）或静脉注射免疫球蛋白（多种活性）[31]。心力衰竭[33]患者应慎用英夫利昔单抗。建议在严重（3级）或危及生命（4级）毒性[19]的情况下，立即停止使用ICI。当患者再次接受ICI时，心肌炎复发的风险尚不清楚。严重左室功能障碍、迟发性传导疾病或室性心律失常的患者应避免再次接受ICI治疗[19]。

图8.3展示了ICI相关性心肌炎可能的治疗策略。

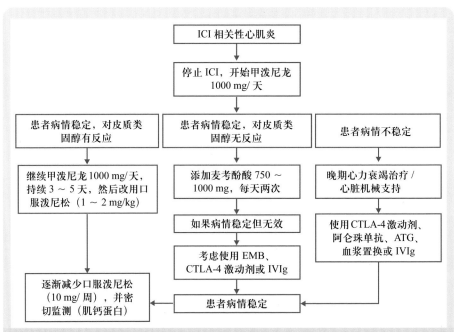

ICI：免疫检查点抑制剂；EMB：心内膜心肌活检；CTLA-4：细胞毒性T淋巴细胞相关抗原4；IVIg：静脉注射免疫球蛋白；ATG：抗胸腺细胞球蛋白。

图 8.3 ICI 相关性心肌炎可能的治疗策略

◆ **免疫治疗相关性心包炎**

心包炎（单独存在或与心肌受累相关，表现为心包炎或心肌炎）伴/不伴心包积液，严重时可导致心脏压塞，是免疫检查点相关心血管毒性的临床表现之一[19, 34]。ICI治疗期间心包炎的确切发病率尚不清楚，在不同的人群中发病率从0.1%到7%不等[34]。2018年发表的一项对世界卫生组织药物警戒数据库（VigiBase）的回顾性观察分析报告了95例接受ICI治疗的患者在中位30天（四分位数范围9～90天）后出现的心包不良事件[18]。大多数病例（81%）心包毒性严重，死亡率为21%。与接受抗CTLA-4治疗的患者相比，接受抗PD-1/抗PDL-1治疗的患者更容易出现心包毒性。接受单药治疗的患者与接受ICI联合治疗的患者在发病率上没有明显差异。一项对病例报告和系列病例（包括共28例与ICI相关的心包疾病）的系统性回顾显示，大多数病例（75%）的心包疾病是可逆的，但有2例死亡病例的报告。大多数病例危及生命（G4，53.6%）或病情严重（G3，21.4%），需要进行心包穿刺[34]。心包炎采用免疫抑制（大剂量类固醇）治疗。有7名患者在停用ICI后又重新开始使用，心包炎均未复发。

表8.1根据"美国国家癌症研究所通用不良事件术语标准（NCI-CTCAE）"展示了心包炎严重程度的分类[35]。需要强调的是，心包炎和心包积液在癌症患者中并非罕见的临床表现。据报道，它们的发病率在0.1%到4%之间[17]。这些表现不一定与免疫相关的毒性有关，也可能与其他原因有关，如感染（大多为病毒感染，少数为细菌感染，包括结核病，更罕见的是真菌或寄生虫感染）、癌症进展、自身免疫性疾病、代谢异常改变、创伤后损害或其他抗肿瘤药物或放疗的毒性等[36]。

表 8.1　根据 NCI-CTCAE 确定的心包疾病等级

	G1（1级）	G2（2级）	G3（3级）	G4（4级）
心包炎	无症状、心电图或客观发现（如心包摩擦音）与心包炎相符	有症状的心包炎（胸痛）	心包炎伴有血流动力学改变（如心包缩窄）	危及生命的后果：需要紧急干预
心包积液	—	无症状、轻度至中度积液	对血流动力学有影响的积液	危及生命的后果：需要紧急干预
心脏压塞	—	—	—	危及生命的后果：需要紧急干预

诊断

呼吸困难是ICI相关心包炎[31]最常见的症状。其他症状包括心前区疼痛、颈静脉充盈和心包压塞患者合并心源性休克[31]。诊断评估包括详细的体格检查、ECG和超声心动图。高达60%的病例会出现ECG改变，包括新的广泛ST抬高或PR阻滞。超声心动图是检测和研究心包积液的一线检查方法。CMR可以提示同时存在与ICI相关的心肌炎[31]。胸部X线、CT、正电子发射体层成像（positron emission tomography，PET）和CMR可能有助于鉴别ICI相关心包炎和恶性心包疾病[36]。心包积液和心包/心外膜活检通常用于有挑战性的病例和心包压塞的情况[36]。

治疗

以下建议仅适用于治疗与免疫相关的心包毒性，对于其他原因引起的心包炎，请参考有关该主题的主要心脏病学指南[36]。G2级心包炎伴有中度（超声心动图检查舒张末期10～20 mm）或重度（超声心动图检查舒张末期超过20 mm）心包积液、G3～G4级心包炎和心脏压塞时，应停用ICI。对于毒性较轻的病例，如G1～G2级心包炎或G2级伴有轻微（仅收缩期可见积液）或轻度（舒张末期<10 mm）心包积液[37]，考虑到患者的一般情况、疾病状态和对ICI的反应，继续ICI治疗也是合理的，即使没有特异性证据。此种情况，建议经常进行临床监测，并定期进行ECG检查（每2～4周1次或根据临床情况与心脏病专家商定）。如果病情恶化或出现不良事件，应暂停使用ICI。可以使用糖皮质激素。目前报告的大多数病例都使用了泼尼松（1 mg/kg/天）。建议的治疗方法是泼尼松或相当于1 mg/kg/天的类固醇，随毒性缓解逐渐减量[38]。

欧洲心脏病学会指南推荐（建议）：使用阿司匹林/非甾体抗炎药和秋水仙碱治疗急性或复发性心包炎，以及治疗与全身炎症相关的心包积液；但不建议肾功能不全患者使用秋水仙碱[36]。然而，这些药物在治疗免疫相关性心包炎和心包积液中的作用还有待评估。Shaheen等[39]报告了一例NSCLC患者在接受纳武利尤单抗治疗时发生G3级心包积液（未合并心包压塞）。该患者在接受维持循环的静脉输液、类固醇治疗和秋水仙碱治疗4周后，心包积液完全消退。然而，停用类固醇治疗后心包积液复发。Inno等[34]在一项病例报告的系统性综述中报告了5例接受秋水仙碱和（或）非甾体抗炎药（伴或不伴皮质类固醇）治疗的患者，其中有4例完全恢复，有1例心包积液复发。

阿司匹林/非甾体抗炎药或秋水仙碱用于治疗免疫相关心包毒性的获益仍不确定。鉴于这些药物的广泛可用性和良好的安全性，可考虑将其用于治疗轻度毒性患者（G1～G2级心包炎或轻度心包积液）。对于发生严重血流动力学障碍的心包积液患者，可以使用心包穿刺术和（或）其他侵入性手术治疗。免疫治疗相关心包并发症的治疗流程见图8.4。

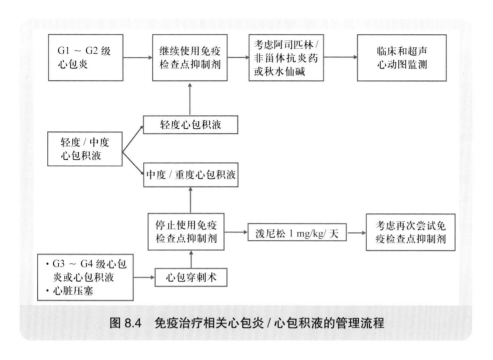

图 8.4　免疫治疗相关心包炎 / 心包积液的管理流程

◆ Takotsubo 综合征

Takotsubo综合征，也称为"应激性心肌病"或"心碎综合征"，是一种短暂性的左心室收缩功能障碍，类似于患者未合并冠状动脉疾病闭塞的ACS[40]。常见于绝经后妇女和成年人，通常归因于情绪压力[40]。这种综合征与化疗药物有关，特别是5-FU、考布他汀、帕唑帕尼和阿那格雷[19, 41]。它也与ICI有关[42]。一项回顾性研究显示，14%的免疫治疗相关心脏毒性患者（4/29）发生Takotsubo综合征[23, 43]。有研究表明，Takotsubo综合征可能是由儿茶酚胺过度产生、微血管功能障碍或多支冠状动脉痉挛引起的[44-45]。已有研究表明ICI直接作用于冠状动脉血管，从而导致多支冠状动脉痉挛。另一种可能的作用机制是，来源于肾上腺和心脏中的神经节后交感神经释放大量肾上腺素和去甲肾上腺素[19, 40]。Takotsubo综合征的治疗主要是支持性的治疗。根据心脏病学指南治疗心力衰竭和心律失常[18, 32]。尽管住院期间的死亡率是2% ~ 8%，但大多数患者的心功能将恢复正常[46]。对于Takotsubo综合征，应注意与心尖球囊样扩张相关的左室心尖血栓，必要时可进行抗凝治疗[40]。免疫治疗和Takotsubo综合征均可能与QT间期延长及危及生命的心律失常相关。免疫治疗相关Takotsubo综合征的潜在机制还需进一步的研究。

◆ 心律失常

癌症患者可能会出现各种心律失常，即窦性心动过速、过缓型心律失常、快速型心律失常及传导障碍，其中一些可能会导致严重症状、危及生命或需要改变患者的治疗方案。心律失常在接受治疗的癌症患者中的基线发生率为16%～36%，这可能是由于心肌炎和LVEF下降引起的，或者可能是一种原发性疾病表现[47]。任何类型的室上性心律失常都可能在化疗或放疗期间甚至之后急性发作，最常见的是心房颤动。癌症相关心房颤动最常见的形式是术后心房颤动，尤其是在接受肺切除术的患者中[47]。ICI相关性心肌炎可表现为各种形式的心律失常，包括心房颤动、室性心律失常和传导障碍[23]。ICI相关性心肌炎可能与炎症浸润侵犯传导系统导致传导障碍有关，ECG可能显示心室内传导延迟、间期延长，最终导致完全性心脏传导阻滞[48]。

治疗

治疗方法取决于心律失常的类型。心内科会诊和电生理学家的意见通常必不可少[49-50]。一般来说，首先应根据病情严重程度考虑停止ICI治疗，然后使用常规抗心律失常治疗（β受体阻滞剂、胺碘酮等），必要时进行心脏起搏。具体来说，如出现以下情况。

·新发严重的传导阻滞（二度或三度房室传导阻滞）：建议停用ICI，如果有合并心肌炎的证据（例如，肌钙蛋白升高，心脏MRI显示异常），应考虑使用静脉注射甲泼尼龙治疗，心脏治疗包括紧急起搏。

·新发心房颤动：中断ICI治疗，一旦病情稳定且排除心肌炎后，考虑重新尝试ICI。不推荐使用免疫抑制治疗。遵循欧洲心脏病学会关于心房颤动的指南[51]。除非CHA2DS2-VASc评分为0、存在禁忌证或预期寿命短，否则考虑直流电复律和抗凝治疗。

·室性心动过速或心室颤动：紧急除颤（同时考虑使用β受体阻滞剂和胺碘酮）。如果有明显心肌炎，停用ICI并开始使用静脉注射甲泼尼龙500～1000 mg/天，直到临床稳定且肌钙蛋白阴性，然后改用口服泼尼松龙1 mg/kg，每日1次，逐渐减量。

·频繁的室性早搏（超过总心搏数的1%）：在排除心肌炎之前ICI治疗，并在排除心肌炎后考虑重新尝试使用ICI。如果继续进行ICI治疗，考虑使用β受体阻滞剂、ECG和动态ECG监测。

·ECG发现的新发的早期传导异常：如果动态心电图排除了高度心脏传导阻滞，可以继续使用ICI。在每个ICI治疗周期之前，增加ECG监测以提高警觉。

◆ 免疫治疗相关血管炎

ICI相关性血管炎可以影响各种大小的血管，但更频繁地影响大血管，如颞动脉[48, 52]。颞动脉炎是主动脉及其分支的自身免疫和自身炎症性疾病。其表现为头痛、下颌运动障碍、暂时性失明或复视、乏力、发热和体重减轻，伴有炎症标志物升高[48]。诊断通过动脉活检进行，多普勒超声检查是一种非侵入性替代方法[48]。ICI相关性血管炎的发生机制可能涉及动脉壁中检查点途径的缺陷，使其易于发生自身免疫攻击[48]。建议中断ICI的使用，并在出现视力丧失的患者中，开始使用静脉注射甲泼尼龙，剂量为每天500～1000 mg，持续3天，然后转为口服皮质类固醇治疗；无视力丧失的患者口服泼尼松40～60 mg，每天1次，抑制免疫反应[48]。

◆ 免疫治疗相关血栓栓塞症

癌症患者中静脉血栓栓塞（包括肺血栓栓塞和深静脉血栓形成）的发病率是无癌症患者的4～7倍[52]。而动脉血栓栓塞（包括脑梗死、心肌梗死和周围血管栓塞）在癌症患者中的比例是普通人群的2倍[53]。使用含顺铂治疗方案的癌症患者，动脉血栓栓塞的发病率为1.92%[54]；使用雷莫芦单抗的患者，动脉血栓栓塞的发病率为3.8%[55]；使用贝伐珠单抗的患者，动脉血栓栓塞的发病率为6.1%[56]。血栓栓塞可能是由于癌细胞释放富含组织因子的微囊泡，促进纤维蛋白形成、血小板聚集及微血栓形成[57]，然而，在接受免疫治疗的癌症患者中，静脉血栓栓塞的具体机制仍不明确。Ando等[39]报道，接受纳武利尤单抗和帕博利珠单抗治疗的患者中，血栓栓塞的发生率分别为7.1%和10.8%。在接受免疫治疗的患者中，评估是否有肺栓塞和（或）深静脉血栓形成的迹象和症状，以及是否存在疑似静脉血栓栓塞是非常重要的[4]。对于疑似深静脉血栓形成的患者推荐使用静脉超声检查，对疑似肺栓塞的患者推荐使用CT[4]。此外，根据心脏学会指南，可以考虑对基于风险分级的低风险患者进行D-二聚体检测，以及进行ECG、胸部X线检查、BNP和肌钙蛋白水平检测、动脉血气检查[4]。

◆ 筛查及随访

根据ASCO[4]和意大利肿瘤学协会（Italian Association of Oncology，AIOM）[58]的指南，对可能存在心血管毒性的患者进行初步评估应包括ECG检查、基础肌钙蛋白和BNP水平检测。建议所有患者在治疗前和治疗期间进行ECG检查，以便发现心脏毒性迹象，包括静息性心动过速、ST-T变化、传导障碍、QT间期延长或心律失常。然而，这些ECG异常并不特异，可能与其他因素相关[47]。使用ECG和生物标志物进行心脏毒性监测的时机应根据患者的基线心血管风险和规定的癌症治疗方案来个性化确定。建议定期检测肌钙蛋白水平[59]。关于肌钙蛋白检测的确切频率及应筛查的适当患者群体的数据仍然缺乏。正在研究定义更高风险特定患者群体的标准，这可能包括接受联合ICI治疗的患者[59]。还需要进一步的数据来评估心脏毒性监测对检测心肌炎及随后治疗结果的影响。

◆ 结论

抗肿瘤新疗法的发展提高了人们对新的潜在的心脏毒性的认识，这些心脏毒性包括高血压、心律失常、血栓并发症、动脉粥样硬化加速及免疫介导的心肌炎。ICI相关心肌炎已成为一种特别危险的并发症。ICI诱导的心肌炎可能是暴发性的，死亡率高，但我们对于这种致命毒性的临床发生率、适当的筛查程序、预防和治疗方法知之甚少。治疗ICI心脏毒性的主要方法一直是使用皮质类固醇，它们对免疫系统有广泛的抑制作用，并伴有许多不良反应。最近，其他药物，如抗胸腺细胞球蛋白、吗替麦考酚酯、他克莫司和英夫利昔单抗等，在严重病例中使用并取得了一些效益。还需要更大规模的研究来了解与ICI心脏毒性相关的风险因素及预防此心脏毒性的最佳策略。

表8.2总结了ICI相关心脏毒性的变现及其管理方法。

表 8.2 ICI 相关心脏毒性的治疗策略

心脏毒性	ICI 治疗策略	免疫抑制剂疗法	心脏的治疗
心肌炎	停用ICI	每日静脉注射甲泼尼龙500~1000 mg，至临床稳定，然后口服泼尼松龙1 mg/kg，每日1次，避免依赖；二线：吗替麦考酚酯或英夫利昔单抗；三线：抗胸腺细胞球蛋白或静脉注射免疫球蛋白	利尿剂，硝酸酯类，ACE抑制剂，β受体阻滞剂
严重的传导障碍（二度、三度传导阻滞）	停用ICI	考虑静脉注射甲泼尼龙	紧急起搏

续表

心脏毒性	ICI治疗策略	免疫抑制剂疗法	心脏的治疗
急性心包炎（不合并心包压塞）	停用ICI，病情稳定后考虑再次尝试	口服泼尼松龙1 mg/kg，每天1次	考虑秋水仙碱和NSAID
心包压塞	停用ICI	考虑每日静脉注射甲泼尼龙500～1000 mg，直到临床稳定，然后口服泼尼松1 mg/kg，每天1次	紧急心包穿刺术；考虑秋水仙碱和NSAID
急性冠脉综合征	停用ICI，心肌梗死后病情稳定且＞30天，考虑再次尝试	考虑每日静脉注射甲泼尼龙500～1000 mg，直到临床稳定，然后口服泼尼松1 mg/kg，每天1次	遵循国际心脏病学指南
心房颤动	停用ICI，病情稳定后考虑再次尝试	—	遵循国际心脏病学指南
室性心律失常	停用ICI	考虑静脉注射甲泼尼龙	DC电复律；抗心律失常药物（胺碘酮、β受体阻滞剂）
Takotsubo综合征	停用ICI，病情稳定后考虑再次尝试	—	遵循国际心脏病学指南
血管炎	停用ICI	考虑给视力丧失患者静脉输注甲泼尼龙500～1000 mg，持续3天，随后改用口服糖皮质激素。无视力丧失的患者应开始免疫抑制，口服泼尼松40～60 mg，每天1次	—

注：ICI，免疫检查点抑制剂；ACE，血管紧张素转换酶；NSAID，非甾体抗炎药；DC，直流电。

毛海云，李梦娟，方志辉译；侯凯，贾子尧，邹瑞坤，王绍飞校

参考文献

第9章

心脏毒性患者的管理：肿瘤学家的观点

◆ 引言

免疫治疗已经彻底改变了不同类型肿瘤的治疗方式。最初，免疫治疗的发展主要集中在免疫激活轴上；随着对肿瘤、肿瘤微环境和免疫系统之间相互作用的更深入的理解，识别免疫抑制机制成为治疗领域中最重要的因素。事实上，目前应用于临床的免疫治疗药物采用了增强免疫激活和削弱免疫抑制两种策略，从而促进抗癌免疫反应。肿瘤与免疫系统之间相互作用的动态变化，最初被称为免疫监视理论（免疫系统识别癌细胞和（或）癌前细胞并将其杀灭，从而预防癌症发生）。随着时间的推移，这种理论被延伸为肿瘤"免疫编辑"模型，包括3个阶段：清除阶段，其中固有免疫系统和适应性免疫系统识别和摧毁癌细胞（实际上是"免疫监视"）；平衡阶段，其中免疫系统通过产生免疫刺激因子［如白细胞介素（interleukin，IL）-12］和免疫抑制因子（如IL-23）来控制癌细胞；逃逸阶段，其中癌细胞设法逃避免疫系统的识别和抑制，导致肿瘤进展[1]。自从发现这些情况以来，逃避免疫抑制的能力已成为癌症的一个特征。癌细胞通过避免和扰乱T细胞的激活和识别，利用一套复杂的细胞和体液介质系统（被统称为免疫检查点）逃避免疫反应[2]。免疫逃逸的关键机制之一是肿瘤细胞上膜免疫检查点PD-L1和PD-L2的增强表达。PD-L能够与淋巴细胞上表达的PD-1结合，对抗TCR和CD28共刺激信号，从而抑制T细胞的激活。ICI，如抗PD-1、抗PD-L1和抗CTLA-4分子，是一类促进抗肿瘤免疫应答的新型抗肿瘤药物[3]。FDA和EMA已批准多种ICI用于多种适应证，包括单药治疗和与化疗、其他免疫治疗或TKI联合使用。

虽然ICI诱导抗癌反应的效果显著，但并非没有副作用。ICI通过激活免疫反应，可以引起免疫系统对正常组织和器官的系统性攻击，从而导致irAE。最常见的irAE包括皮疹、腹泻、肺炎和内分泌改变，这些症状通常是自限性的、可逆的，并可以通过类固醇治疗来控制。虽然较少见，但也可能发生严重的不良事件，如神经和心血管免疫介导的疾病。与ICI相关的心脏毒性效应虽然罕见，但严重，并与显著的疾病状态、致残性和高死亡率相关。免疫相关的心肌炎是最常见且特征明显的心血管irAE，但心律失常、心力衰竭、血管炎、心包炎，以及临床前器官损伤（如坏死生物标志物的升高）也是需适当关注的其他临床表现。目前针对免疫治疗药物相关心脏毒性的前瞻性研究很少，大多缺乏关于irAE的特征、时间和结果的关键信息[4]。最初两个单一病例报告中的急性心肌炎，提醒我们迫切需要进一步调查这些具有高致命潜力的特定毒性[5]。

心血管irAE在接受免疫治疗的患者中发生率不到1%。文献的回顾性分析报告了ICI相关心肌炎的发生率在0.27%到1.14%之间。这些数字与来自Bristol-Myers Squibb安全数据库的数据一致，该数据库中20 594名患者（0.09%）接受了伊匹木单抗、纳武利尤单抗或两者的治疗；同时也与世界卫生组织VigiBase药物警戒数据库的数据一致，该数据库报告了心肌炎大约占所有irAE的0.0038%，心包炎大约占所有irAE的0.0030%[5-6]。Mahmood及其同事报告了ICI相关心肌炎的患病率为1.14%（来自8个地点的35例），这些病例中有81%发生在免疫治疗的前4个周期内[7]。世界卫生组织数据库的修订由Moslehi完成，报告了相似的免疫相关心肌炎的发病时间（在免疫治疗的前6周内）[8]。同样，Escudier等描述了在3个ICI治疗周期内出现的30例心脏irAE的情况[9]。

在多项研究中，与单一治疗相比，免疫治疗药物的联合治疗与较高的死亡率和免疫相关心肌炎风险有关[5, 10-11]。考虑到这些irAE的罕见性和致命性，需要尽早诊断和最佳管理。

◆ 心血管 ICI 不良事件的作用机制

化疗和其他抗肿瘤药物的心脏毒性机制已经有了非常广泛的研究[12-13]。与之相反，心血管irAE的病理生理机制尚未完全了解，但可能与免疫学有关，与其他抗癌药物不同。免疫检查点分子在心脏损伤中作用的首个证据来自对PD-1基因敲除小鼠的研究，这些小鼠发生自发性炎症性心肌病，并伴有cTnI的抗体（IgG）沉积。同样地，自身免疫性心肌炎的临床前模型显示，PD-1基因敲除小鼠中存在针对IgG沉积及在CTLA-4缺失小鼠中存在CD4$^+$和CD8$^+$T细胞的心肌浸润[14-15]。ICI相关心肌炎患者的EMB也显示CD8$^+$T细胞、巨噬细胞的浸润，纤维化并伴有少量B细胞，这表明通过细胞毒性T细胞的过度激活介导了直接的心肌损伤。此外，通过肿瘤和心肌之间的共同表位导致的交叉反应机制也能解释T细胞心肌浸润[5]。

在发展为IR心包炎的患者中，同样在心包部位和肿瘤中发现了CD4$^+$和CD8$^+$T细胞及巨噬细胞的免疫浸润，这些患者大多接受了胸部放疗[16]。在ICI治疗期间，心脏的电传导系统可能受到影响，导致心律失常。全身炎症状态和His-Purkinje传导系统的心肌局部炎症可以解释IR心律失常的作用机制[17]。

在已有心脏疾病的患者中也发现了心脏irAE的非炎症性发病机制：实际上，抗PD-1分子可以通过非免疫机制加速心功能障碍或加重潜在的Takotsubo综合征[17]。总之，T细胞对心肌的反应通常通过中枢和外周耐受的多种机制被抑制，这些机制在针对癌症的免疫激活治疗中可能会被逆转。此外，在心脏正常组织中，PD-L1的表达表明了它在稳态维持中的作用（图9.1）[17]。

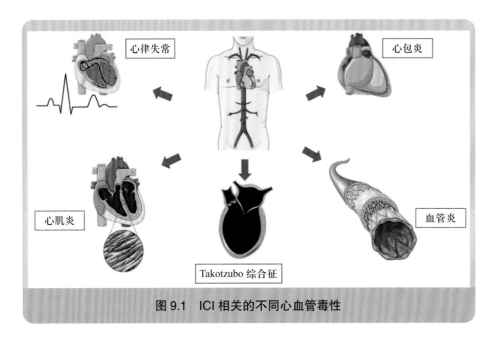

图9.1　ICI相关的不同心血管毒性

◆ 心肌炎

流行病学

心肌炎是最常报告的心脏irAE，其发病率在0.09%到1.14%之间[5, 7]。2016年，Johnson等首次在接受纳武利尤单抗联合伊匹木单抗治疗的患者中报告了两例暴发性心肌炎[1]。自那以后，有多个病例报告和病例系列已经发表，随着ICI适应证持续扩展和对这一新临床实体认识的增加，ICI相关心肌炎的发病率预计将进一步上升[8]。尽管罕见，但心肌炎的死亡率却是最高的[6, 18]。

大多数病例在治疗初期发生，主要在ICI治疗开始后的前1~2个月[6-9]。尽管如此，也有迟发性病例报告[9]，因此，在ICI治疗的全部过程中，都应考虑到心肌炎的诊断。

ICI相关心肌炎唯一确定的风险因素是联合方案的使用（纳武利尤单抗联合伊匹木单抗）[5, 11]。在接受联合治疗的患者中，心肌炎报告得更多，病情更严重，死亡率更高，并且更常与非心血管irAE（如肌炎和重症肌无力）相关[11]。尽管尚未证实，其他理论上的风险因素包括既往心血管和（或）自身免疫合并症、同时或之前使用过心脏毒性药物、遗传易感性、同时发生的非心血管irAE（肌炎和重症肌无力）、肿瘤相关因素（心脏组织和肿瘤细胞的抗原共表达、针对心脏自身抗原交叉反应的T细胞克隆激活）[11, 17]。

病理生理学

ICI诱导的心肌炎的病理生理学机制尚未完全明了。多份病理报告显示，ICI相关心肌炎主要由T细胞和巨噬细胞介导，B细胞免疫的作用较小或没有[5, 17]。T细胞浸润可能是由于肿瘤和心脏共有的抗原之间的交叉反应机制引起的，这与病毒性心肌炎中所展示的类似[19]。支持这一假设的是，Johnson等进行了肿瘤和心脏浸润中的T细胞受体测序，观察到浸润淋巴细胞的心脏和肿瘤之间存在着高频的共有的T细胞受体序列[5]。

有趣的是，CTLA-4和PD-1/PD-L1轴在调节心脏免疫中都显示出至关重要的作用。PD-1缺失的小鼠会发展成自身免疫性扩张型心肌病和过早死亡[20]，同样，CTLA-4缺失的小鼠也表现出严重的多器官衰竭和自身免疫性心肌炎，并伴有心肌T细胞浸润[21]。

此外，在包括缺血和左心室肥大在内的多种心脏应激和心肌损伤的临床前模型中，心肌细胞PD-L1表达上调[22]。这些发现表明，PD-1/PD-L1轴可以作为一个制动器，防止心脏组织的炎症过度反应，而对易感患者进行ICI治疗可能会通过ICI直接结合到心脏组织，释放出强烈的自身免疫反应。

临床表现

与ICI相关的心肌炎的临床综合征表现多样，且不具特异性，范围从无症状和心脏生物标志物孤立升高到严重的失代偿伴有心源性休克和终末器官衰竭。最常报告的症状包括胸痛、心悸、乏力和气短，主要是急性心力衰竭的表现[5, 7, 9, 19]。然而，多达50%的患者可能表现为心室射血分数轻微下降或不变[7]。在心肌炎患者中，也存在心律失常和心包炎的情况[7, 11, 20]，并其他irAE也可以同时发生，主要是肌炎和重症肌无力[6, 9]。

实验室检查和影像学发现

几乎所有患者的血清肌钙蛋白水平都有所升高，尽管这一发现并不特异[7]。鉴于TnT也可能在肌炎病例中升高，因此应优先选择cTnI来评估心脏损伤[11, 24]。除诊断价值外，Mahmood等发表的研究还显示，肌钙蛋白的升高也具有评估预后的作用[7]。

BNP在ICI相关心肌炎的患者中也经常升高，但不如肌钙蛋白特异[7, 11]。总的来说，血清心脏生物标志物不应该用于确诊免疫相关心肌炎，但在更广泛的全面的心脏评估背景下，血清心脏生物标志物可以被视为支持临床诊断的要素[11, 19]。

ECG结果是非特异性的，但应进行ECG检查以排除ACS等其他诊断。最常见的ECG变化包括PR间期延长、心室内传导延迟和ST-T异常[5, 19]。其他几种形式的心律失常包括心房颤动、室性心律失常、室性期前收缩及新发心脏传导阻滞[9, 23]。

应进行超声心动图检查以确定心脏功能，并评估瓣膜和心包的状态。严重的ICI相关性心肌炎患者通常表现为LVEF降低，尽管也有报告称部分患者可表现为LVEF正常或轻微降低[7]。其他表现包括节段性室壁运动异常、舒张功能参数异常和心包积液[11, 19, 23]。目前尚不清楚是否应将超声心动图作为拟接受ICI治疗的患者的基线检查，尽管其在监测心血管毒性患者的心脏功能变化方面的作用是毋庸置疑的[19]。

CMR是最特异性的影像学检查，能够通过显示同时存在的心肌水肿和非缺血性损伤来提供心肌炎症的证据[23]。

Lake Louise标准已被验证用于心肌炎的CMR诊断，并在2018年进行了修订（表9.1）[24]。这些标准依赖于不同的序列：T_2 mapping或T_2加权图像用于评估心肌水肿，T_1 mapping、晚期钆增强及细胞外体积分数用于评估非缺血性心肌损伤[24]。

表 9.1　心脏磁共振诊断心肌炎的 Lake Louise 标准

主要标准（2/2） 如果同时发现心肌水肿和非缺血性心肌损伤，那么CMR检查对于心肌炎的诊断具有更高的特异性。即使只满足一个主要标准，在适当的临床情况下也可能支持心肌炎的诊断	①心肌水肿 T_2 mapping或T_2加权的异常发现 ②非缺血性心肌损伤 T_1mapping、晚期钆增强及细胞外体积分数的异常发现
支持性标准 单独使用不能诊断心肌炎，但在缺乏主要标准的临床情况下，可以帮助支持诊断	①心包炎 心包积液证据或者心包的异常的钆造影剂延迟强化/T_2加权或T_1加权发现 ②左心室收缩功能障碍 节段性或全室壁运动异常

资料来源：改编自 Ferreira et al.[24]

在CMR不可用或有禁忌证的情况下，禁食后行心脏(^{18}F-FDG) PET/CT检查是一个很好的替代选择[11, 23]。

EMB是心肌炎诊断的金标准[11, 25]。活检样本应当由经验丰富的病理学家分析，且至少应从不同的心肌区域获取4~6个样本，以最小化局灶性的和斑片性的心肌炎病例中假阴性结果的风险[20, 24]。

Dallas标准已被设计和验证，用于心肌炎的病理诊断。该标准需要两个主要组成部分：炎症浸润和心肌坏死[19, 25]。免疫浸润主要由CD8$^+$ T细胞、CD4$^+$ T细胞和巨噬细胞组成，而通常不存在B细胞[5]。

冠状动脉造影检查常会和EMB一同进行，以排除冠状动脉疾病。这个操作的主要并发症的报告极少（<1%）[19]。

诊断和管理

所有出现免疫相关心脏毒性症状和（或）体征的患者都应立即进行检查，并暂停使用ICI[26-28]。

初级阶段评估包括心脏和炎症生物标志物、ECG、胸部X线（chest X-ray，CXR）、经胸心脏超声及心脏科会诊，以考虑进行二级阶段的检查，如CMR和EMB。ESMO指南建议，当高度怀疑诊断而其他检查结果为阴性时，应进行EMB[26]。如果经过初级阶段检查后仍然怀疑心肌炎，建议住院治疗[28]。由于存在发生危及生命的心律失常的可能性，应对患者进行持续的心电监测[27-28]。

考虑到心肌炎与其他形式的骨骼肌毒性经常共同发生，所有患有肌炎和重症肌无力的患者都应进行心脏评估，以发现可能的心肌受累情况[27-28]。

诊断ICI相关心肌炎具有挑战性，必须进行多项检测以排除其他诊断。另一方面，鉴于其高死亡率，ICI相关心肌炎不能被低估。Bonaca等最近发表了一份白皮书，旨在建立心肌炎的统一定义，以减少低估并促进病例的确定和报告[23]。经过全面的诊断评估，ICI相关心肌炎的可能性被定义为确切的心肌炎、极可能的心肌炎或可能的心肌炎，见表9.2[23]。同时正如NCI-CTCAE中所报告的，无症状患者的孤立性肌钙蛋白升高不再足以诊断心肌炎[29]。

ICI相关心肌炎的另一分类基于其临床严重程度，可分为暴发性、临床显著型或亚临床型。暴发性心肌炎指的是出现血流动力学和（或）电生理不稳定的情况。临床显著的非暴发性心肌炎表现有症状、体征和血流动力学不稳定，但不符合暴发性的标准。最后，亚临床型心肌炎指的是未被识别或治疗的心肌炎，没有临床证据[23]。

相关性评估理论上应使用9条Bradford Hill标准来建立[11, 30]。然而，考虑到在患者中很多标准通常不可行，因此，在大多数情况下，应在排除其他原因后，根据时间性定义因果关系[11]。

表 9.2　心肌炎的定义

明确的心肌炎	可能的心肌炎	潜在的心肌炎
病理学 或者 诊断性CMR+症状+（生物标志物或ECG） 或者 超声心动图+症状+生物标志物+ECG+血管造影阴性	诊断性CMR（没有症状、ECG、生物标志物） 或者 提示性CMR伴有症状、ECG或生物标志物 或者 超声心动图+症状（伴有生物标志物或ECG） 或者 症状+PET，并且无其他诊断	提示性CMR不伴有症状、ECG或生物标志物 或者 超声心动图只伴有症状或ECG 或者 升高的生物标志物伴有症状或ECG，并且无其他诊断

病理学：心肌炎的组织病理学诊断（活检或尸检）

CMR：根据Lake Louise标准诊断心肌炎

ECG：心律失常、ST-T异常、PR段改变，或新出现的心律失常（如新的心脏传导阻滞或异位心律）

生物标志物：心肌坏死的生物标志物升高（TnI为最特异）

症状：与心肌炎相关的症状/体征，如心悸、胸痛、急性或慢性心力衰竭、心包炎、心包积液

超声心动图：超声心动图上新出现的不能由其他诊断解释的室壁运动异常

注：CMR，心脏磁共振；ECG，心电图；PET，正电子发射体层成像；TnI，肌钙蛋白I。
资料来源：修订自 Bonaca et al.[23]

　　心肌炎的严重程度可根据ASCO指南进行分级（图9.2）[27]。由于心脏受损的潜在风险，所有等级的心肌炎都需要进行检查和干预，随着等级的提高，需要立即采取更加深入的治疗。

　　根据ASCO指南，对于每一位疑似或确认有ICI相关心肌炎的患者，都必须暂停ICI治疗。对于轻度至中度（2～3级）心肌炎的患者，推荐使用高剂量（1～2 mg/kg/天）的泼尼松或甲泼尼龙。对于更严重的疾病（3～4级），需要更高剂量的类固醇（甲泼尼龙1 g/天），并且最终可能需要额外使用其他免疫抑制剂，如吗替麦考酚酯、英夫利昔单抗或抗胸腺细胞球蛋白[27]。

1级： 心脏生物标志物检测异常，心电图异常	2级： 筛查试验异常伴轻度症状	3级： 中度异常的检测结果或轻度活动时出现症状	4级： 中重度失代偿，需要静脉输注治疗或干预，危及生命的状态

图 9.2　根据 ASCO 指南的 ICI 相关心肌炎分级 [27]

根据美国全国综合癌症网络（National Comprehensive Cancer Network，NCCN）指南建议的ICI相关性心肌炎管理，对于严重（G3）和危及生命（G4）的心肌炎，应进行干预。前者定义为"心律失常""重要的超声心动图发现但无低血压、心脏标志物＞正常上限（upper limit of normality，ULN）"，后者定义为"心律失常""血流动力学不稳定（低血压/心肌病）、心脏标志物＞3xULN"。在这些情况下，应永久停止免疫治疗，并在重症监护环境中监测患者。应开始使用甲泼尼龙，剂量为1 g/天，持续3~5天，直到心脏功能恢复，并在4~6周逐渐减量。如果在使用类固醇24小时内没有改善，应添加其他免疫抑制剂，包括抗胸腺细胞球蛋白、英夫利昔单抗、静脉注射免疫球蛋白和吗替麦考酚酯。对于有心律失常的患者，建议使用临时起搏器[28]。

ESMO指南也建议，对于任何临床性心肌炎，永久停止使用ICI，并立即开始使用高剂量皮质类固醇（甲泼尼龙1000 mg/天，随后口服泼尼松1 mg/kg/天）。应继续使用类固醇，直到症状缓解和cTn、左心室收缩功能及心律失常恢复正常。对于对类固醇无反应或伴有血流动力学不稳定的心肌炎，建议使用其他免疫抑制疗法，如抗胸腺细胞球蛋白、英夫利昔单抗（心力衰竭患者除外）、吗替麦考酚酯或阿巴西普。除免疫抑制治疗外，患有心律失常、心肌病和（或）心力衰竭的患者应根据当地指南接受适当的治疗和心脏支持[26]。

与大多数其他irAE不同，即使是轻微（G1）毒性，也建议永久停止使用ICI，这是考虑到死亡率较高及缺乏关于治疗的安全性数据。在没有其他治疗方案的情况下，应在多学科层面上逐案讨论重新使用ICI的可能性，并且宜优先选择抗PD-1药物单药治疗，并进行密切监测[26-27]。

目前尚不清楚是否应该在接受检查点抑制剂治疗的患者中进行心肌炎筛查。没有数据支持使用基线ECG或心脏生物标志物来预测ICI相关的心肌炎或修改管理策略，而且由于这些事件的罕见性，对监测策略的评估受到限制。一些中心已经按照当地指南为高风险患者（如接受联合疗法的患者）实施了最低限度的基线评估，包括ECG和肌钙蛋白[10, 27]。

◆ 心包炎

流行病学

心包炎是一种罕见的irAE，主要在文献中以孤立病例报告的形式报道。在有史以来最大的一项观察性研究中，研究了ICI导致的心脏毒性的发生率和特征，共报告了95例心包炎病例[6]。大多数患者患有肺癌，并接受了抗PD-1或抗PD-L1单药治疗（74/95）。与之前对心肌炎的报告类似，心包炎的发病中位时间为30天（9～90天）。总体上，95例中有77例（81%）被报告为严重病例，其中20例（21%）患者死亡[6]。

60名患者（63%）报告了同时发生的irAE，其中最常见的是肺部毒性（40%）。只有4%的患者出现了同时的心肌受累，与心肌炎不同的是，只有5%的患者报告了肌肉骨骼系统障碍[6]。

目前尚不清楚心包炎的易感因素。考虑到患有肺癌的患者相对较多，只有胸部放疗被认为是潜在的风险因素[6, 16]。

病理生理学

ICI相关心包炎的病理生理学机制尚不明确。如前所述，既往的心脏放射似乎是一个易感因素。在动物模型中，观察到心脏放射与抗PD-1抗体联合使用时，死亡率增加，且临床前研究已证明PD-1在调节放疗引起的心脏毒性中起作用[31]。

理论上，ICI的使用触发的心包炎的临床表现，也可能是其他病因导致的（如病毒性和结缔组织病性心包炎），这些病因在PD-1/PD-L1的抑制下可能得到控制[16]。

ICI相关心包炎的组织病理学显示了由轻到重的免疫细胞浸润，包括CD4+和CD8+T细胞，一些CD68+巨噬细胞，CD20+B细胞少见[16]。定量免疫荧光分析揭示原发肿瘤与毒性部位之间的免疫标记表达谱（CD4、CD8和CD20）相似，且在心包样本中未发现恶性细胞[16]。通过CD68蛋白表达评估的巨噬细胞浸润情况，在毒性发展时，心包部位和肿瘤部位CD68均高表达[16]。这些证据表明巨噬细胞在ICI相关心包炎的发病机制中起主要作用，尽管ICI如何扰乱巨噬细胞功能导致毒性发展的确切机制仍不清楚。

临床表现

ICI相关心包综合征的主要包括心包炎、心包积液和心脏压塞，其严重程度从轻微无症状到严重危及生命不等[11]。

患有心包炎的患者通常会报告胸痛，并且在向前倾斜时感到缓解，听诊时会出现典型的摩擦音[32-33]。在急性心包炎患者中，炎症标志物（C反应蛋白、白细胞、红细胞沉降率）通常会升高，而在心肌受累的情况下（心包心肌炎），心脏生物标志物会超出正常范围[32]。

ECG上可见新出现的PR段压低和广泛性鞍形的ST段抬高，而超声心动图上可见新出现的心包积液。心脏MRI和(^{18}F-FDG) PET/CT检查可显示活跃的心包炎症证据[11]。

诊断

急性心包炎通常根据以下标准中的两项来诊断：①坐起并向前倾时胸痛减轻；②听诊时发现心包摩擦音；③特征性ECG变化（新出现的广泛ST段抬高或PR段压低）；④超声心动图上新出现的或加重的心包积液[31]。这些标准适用于更常见的特发性、病毒性或自身免疫性心包炎。目前尚未确定这些表现在普通心包炎和ICI相关心包炎之间发生的频率是否有差异，以及这些标准是否也适用于ICI相关心包炎。

管理

初步诊断工作包括常规血液检查、心脏生物标志物检测、胸部X线、ECG、超声心动图及心脏科会诊。应立即中断ICI治疗，并开始使用高剂量皮质类固醇治疗（泼尼松1~2 mg/kg），随后逐渐减量[11]。

根据非ICI相关心包炎的指南，可以根据需要使用秋水仙碱和非甾体类抗炎药。对于心包压塞的治疗，应考虑紧急心包穿刺术和血流动力学支持[16]。

◆ 急性冠脉综合征和心肌梗死

流行病学

最新数据显示，冠状动脉并发症是ICI相关心血管毒性的另一种潜在形式，包括ACS和心肌梗死。

有关免疫相关ACS的数据很少。Ferreira等描述了一例肺癌患者在接受纳武利尤单抗治疗期间出现冠状动脉痉挛的病例报告，并查阅了药物警戒登记册和文献数据库，确定了其他4例可能与ICI相关的冠状动脉毒性病例[34]。

ICI相关心肌梗死是一种罕见的irAE。根据一项对22篇研究的荟萃分析，在接受抗PD-1或抗PD-L1治疗的肺癌患者中仅发生了2起事件（发病率为1%）[35]。

病理生理学

ICI相关ACS和心肌梗死的病理生理学改变尚不清楚。据推测，与冠脉综合征一样，炎症作为一种慢性疾病或急性疾病，在破坏动脉粥样硬化斑块的稳定性方面起着至关重要的作用。因此，与ICI治疗相关的炎症可诱发或加速动脉粥样硬化和斑块破裂，在没有动脉粥样硬化斑块的情况下发生与全身炎症反应综合征相关的冠状动脉痉挛[36-37]。ICI介导心肌梗死的另一种机制，可能是冠脉T细胞激活诱发的一种血管炎[17]。

临床表现

ICI相关ACS和心肌梗死的临床表现与其他形式的ACS相似。患者通常主诉胸痛，可放射至颈部、左臂、肩部或上腹部。血液检查发现肌钙蛋白升高，ECG显示缺血性改变，如ST 波抬高/压低或T波倒置。此外，超声心动图或心脏MRI也会发现室壁运动异常。因此，对于接受ICI治疗后肌钙蛋白升高的患者，无论是否伴有胸痛，都应及早进行心肌炎或心肌梗死的鉴别诊断。

诊断

心肌梗死的诊断、治疗和处理应遵循ESC和AHA指南。

诊断通常基于临床检查、ECG和超声心动图。心肌梗死通常在肌钙蛋白升高并伴有缺血症状和（或）ECG改变（ST段改变、新的左束支传导阻滞或病理性Q波）和（或）超声心动图改变的患者中诊断。心肌梗死的诊断需要进行冠状动脉造影，以明确患者血管或冠状动脉狭窄的严重情况[38-39]。

管理

确诊为免疫治疗相关心肌梗死后，需要立即进行医疗干预。如果发现冠状动脉狭窄，在可能的情况下，必须进行经皮冠状动脉介入治疗。进行经皮动脉手术的时机基于心肌梗死的表现形式、标准评分所评估的个人急性心血管事件风险及缺血发作的时间。随后必须尽快开始双联抗血小板治疗[38-39]。必须暂停使用ICI，只有在临床稳定超过30天后，经多学科讨论后，才能考虑重新进行ICI治疗[17]。没有证据表明需要使用免疫抑制疗法，实际上，其中一些疗法与不良的心血管事件相关[17]。

◆ Takotsubo 心肌病

流行病学

Takotsubo心肌病是一种应激诱发的综合征，或短暂性心尖球囊样扩张综合征。在接受化疗的癌症患者中，Takotsubo综合征的发病率较高，血管痉挛是主要触发因素[40]。在一项回顾性研究中，14%的癌症患者（4/29）出现心血管irAE，表现为类似Takotsubo综合征[9]。在文献中，有6例Takotsubo心肌病病例发生在接受帕博利尤单抗、伊匹木单抗治疗或联合疗法（曲美木单抗和度伐利尤单抗或伊匹木单抗联合纳武利尤单抗）的患者身上。其中大多数表现为心尖球囊样扩张，而只有1例是"可逆转"的Takotsubo心肌病，出现了心肌基底段和中段出现运动障碍[41]。其中1例是在开始ICI治疗后早期（5天）发病，而其他5例则是在8周或更长时间后发病。

病理生理学

与ICI相关心肌梗死或心肌炎不同，ICI相关Takotsubo综合征的病理生理学似乎与炎症或T细胞浸润无关。虽然确切的机制仍未确定，但主要假设涉及免疫检查点对冠状动脉的直接作用导致多血管痉挛，或者儿茶酚胺应激可能对心肌细胞造成间接损伤[42-43]。

临床表现

患者的临床表现从无症状到轻症不等。其特点是在血管造影中没有冠状动脉闭塞的情况下，出现一过性急性左心室功能障碍，伴有心尖和左心室中段心肌无力。ECG常显示一过性异常，还可检测到心脏生物标志物升高（主要是BNP和pro-BNP，以及轻度升高的肌钙蛋白）[42]。

诊断

Takotsubo综合征的诊断需要临床检查、ECG、超声心动图、心脏生物标志物和冠状动脉造影。临床表现可与ACS相似，有可逆性ECG改变［ST段抬高、ST段压低、T波倒置和（或）QTc延长］。最特征性的体征是一过性的区域性室壁运动异常，通常发生在心尖部的心肌球囊样扩张。心脏标志物升高，主要是BNP和pro-BNP，cTn升高幅度较小。诊断手段必须包括冠状动脉造影，以排除冠状动脉犯罪血管或冠脉狭窄[42]。

管理

对于ICI相关的Takotsubo心肌病患者，必须及时中断免疫治疗。在两份病例报告中，尽管没有相关建议，但使用高强度免疫抑制疗法取得获益[43]。可考虑使用ACE抑制剂和β受体阻滞剂进行心脏保护，以改善左心室功能。

◆ 心律失常

流行病学

心律失常是一种罕见的irAE，包括各种临床表现。近三分之一的免疫相关心脏毒性患者会出现某种形式的心律失常，其中最常见的是心房颤动、室性心律失常和传导障碍，发生率分别为30%、27%和17%[9]。此类心律失常还可能与左心室收缩功能障碍有关。总体而言，免疫治疗相关心脏毒性患者出现心律失常与死亡率升高密切相关[9]。

病理生理学

免疫治疗诱导的心律失常的机制尚不清楚。它很可能是免疫治疗诱发自身免疫性心肌炎的结果，直接造成心肌细胞损伤、组织瘢痕和心脏电生理紊乱[44]。

诊断

临床检查和ECG是诊断的基础。ECG可观察到多种传导异常，包括心动过速、传导异常、ST段/T波异常、QT延长、Q波出现、房性或室性心律失常[9]；然而，这些都不是免疫治疗相关心脏毒性的特异性指标。当怀疑出现免疫治疗相关心脏毒性时，也应要求进行血清生物标志物（肌钙蛋白、BNP）和TTE检查，而TTE检查对于评估左心室功能，以及心律失常对心血管的总体影响是必要的。

管理

当诊断出与免疫治疗相关的心律失常时，应根据事件的严重程度将患者送入肿瘤科/带心电监护的内科或心脏监护室。除常规的心律失常治疗指南外，还应停止免疫治疗并开始使用大剂量皮质类固醇。在对心血管有相关影响且对大剂量类固醇无反应的病例中，可考虑使用抗胸腺细胞球蛋白或静脉注射免疫球蛋白，以及使用英夫利昔单抗或吗替麦考酚酯[45]。

◆ 血管炎

流行病学

血管炎是一组以血管壁炎症性损伤为特征的异质性疾病。虽然最常见的是基于原发性免疫紊乱，但文献中也有关于免疫治疗诱导的血管炎的描述，这可能是由于检查点蛋白在该疾病的病理生理学中的相关作用。免疫相关血管炎可累及任何大小的血管，并有不同的临床表现，大血管最常受累，表现为免疫相关主动脉炎或免疫相关颞动脉炎。

血管炎是一种极为罕见的irAE，几乎从未在临床试验的入组患者中描述过。一项药物警戒研究报告称，血管炎占所有irAE的0.26%，在接受抗PD-L1或抗CTLA-4抗体治疗的患者之间无明显差异[6]。

病理生理学

免疫相关血管炎的病理生理学仍需进一步研究。关于检查点蛋白在血管炎病理生理学中发挥作用的证据越来越多，检查点分子多态性与各种形式血管炎患者的血管T细胞活性有关[46]。因此，检查点阻断可能会破坏对血管成分的生理性免疫耐受，诱导免疫细胞在动脉组织中释放细胞因子、毒性介质和基质金属蛋白酶，最终导致血管损伤。研究发现，颞动脉的PD-1和PD-L1表达缺陷促进了T细胞在血管壁的浸润，进而引发动脉壁炎症，这为上述假说提供了证据。ICI的使用与这种免疫环境类似[11]。

临床表现

临床表现取决于受累血管的大小。例如，颞动脉炎表现为头痛、头晕、乏力和发热，而冠状动脉等小血管受累则可能表现为ACS、心肌梗死或Takotsubo综合征[11]。

诊断

诊断方法以原发性血管炎的传统检查方法为基础，包括临床检查，炎症标志物、自身抗体（如p-ANCA和c-ANCA）、补体成分的血液检查，以及必要时的影像学检查。

炎症指标如C反应蛋白和红细胞沉降率通常会升高。即使彩色多普勒超声检查在病因调查中的作用值得怀疑，但也会经常使用。作为诊断方法的一部分，通常需要对皮肤活检组织进行病理检查，以显示CD4$^+$T细胞浸润。将免疫治疗相关血管炎与副肿瘤性血管炎区分开来尤其具有挑战性，因为两者可能会出现重叠的表现[47]。

管理

由于这种疾病的罕见性，免疫治疗相关血管炎的具体治疗指南尚未确定。鉴于这种表现的潜在严重性，一般建议中断免疫治疗并开始使用大剂量皮质类固醇，尤其是颞动脉炎患者，有视力丧失的风险。一项对所有已发表的与ICI相关的血管炎病例的系统回顾报告称，所有患者在暂停ICI和（或）使用糖皮质激素后症状均得到缓解[48]。然而，在类固醇难治性血管炎的情况下，可以评估各种其他免疫抑制策略，包括硫唑嘌呤、吗替麦考酚酯或静脉注射环磷酰胺，并根据血管炎的具体类型采用不同的适应证和治疗方案[49]。

◆ 新型免疫治疗（嵌合抗原受体T细胞）相关的心脏毒性

流行病学

过继性T细胞治疗（adoptive T-cell therapy，ACT）也是一种新兴的免疫治疗方法，主要用于治疗血液恶性肿瘤，但也可用于治疗实体瘤[50]。在这种情况下，心脏毒性被描述为治疗本身诱发的细胞因子释放综合征（cytokine release syndrome，CRS）的一种效应[51]。ACT相关细胞因子风暴诱发的心脏毒性发生率相对较高，高达27%的患者在治疗期间出现G3～G4的低血压[52]。在ACT相关心脏毒性过程中观察到的其他常见症状包括心动过速、心律失常，在最严重的病例中还会出现心搏骤停。

病理生理学

ACT治疗中，左心室功能障碍最为常见，其原因是细胞因子风暴相关的全身炎症反应综合征所诱发的心肌病。较少见的情况是，亲和力增强型T细胞通过对心肌细胞肽进行靶向攻击，从而引起脱靶交叉反应，导致心脏毒性[53]。

诊断

ACT/CRS相关心脏毒性的诊断包括临床检查、ECG、超声心动图和血清肌钙蛋白检测，任何患者，在接受ACT治疗后出现低血压，都需大剂量补液、应用血管加压药物或转入重症监护室[54]。对于需要持续使用血管加压治疗的最严重病例，应每2～3天复查1次超声心动图。由于费用高昂，不建议常规进行特定细胞因子水平的检测。

管理

ACT/CRS相关心脏毒性的处理取决于事件的严重程度。一般的心脏支持措施可能足以应对轻度病例，但最严重的病例可能需要转入重症监护病房，采取复苏措施和免疫抑制治疗[54]。对于ACT/CRS相关的严重心脏毒性，推荐的药物治疗方法是托珠单抗，这是一种IL-6受体拮抗剂，目前已被FDA批准用于治疗CRS。对于那些在24小时内，对初始剂量的托珠单抗无反应的患者，皮质类固醇可考虑作为二线药物。

尽管ACT/CRS相关的心脏毒性通常是可逆的，但如果不能恢复，则可能导致致命的后果。此外，由于目前的随访评估时间较短，长期后果尚待阐明，特别是考虑到接受ACT治疗的患者体内基因修饰的T细胞长期存在。

◆ 心血管免疫相关不良事件的基线评估和一般管理原则

由于心血管irAE的发生率较低，有关免疫治疗前、中、后的最佳心血管评估数据很少。所有医师都必须牢记，免疫治疗会对心血管系统造成一系列不同的心血管irAE（图9.1）。考虑到免疫治疗相关心血管毒性的死亡率很高，建议在开始使用免疫治疗前，对患者进行仔细评估，包括心血管疾病相关的病史和临床检查。此外，进行ECG、超声心动图和心脏生物标志物（肌钙蛋白和pro-BNP）的基线评估可能会有所帮助，以便在免疫治疗期间进行比较。当免疫治疗期间出现呼吸困难、胸痛、心悸或晕厥等新症状时，必须重新评估，并与基线评估（如有）进行比较。如果怀疑存在心血管irAE，则必须暂停使用免疫治疗，并应立即开始免疫抑制治疗。肿瘤学家和心脏病学家须通力合作，以确保对这些毒性反应得到最佳的管理并取得最好的疗效（图9.3）。

◆ 结论

在免疫肿瘤学领域新药开发的复杂环境中，充分了解可能出现的相关不良反应至关重要。免疫治疗相关的心脏毒性罕见，但却可能致命。因此，亟须深入了解心血管irAE。在可能的情况下，早期诊断和治疗对于逆转毒性是不可或缺的。考虑到缺乏前瞻性研究，未来的研究需要了解心血管irAE的具体病理生理学机制，建立治疗前后的适当监测，并针对每种不同的心血管irAE进行标准化治疗。心血管irAE患者的最佳治疗始终需要肿瘤学家和心脏病学家的合作，希望能在专门的肿瘤心脏病病房进行合作，以做出适当的临床和治疗决策，最终改善治疗效果。

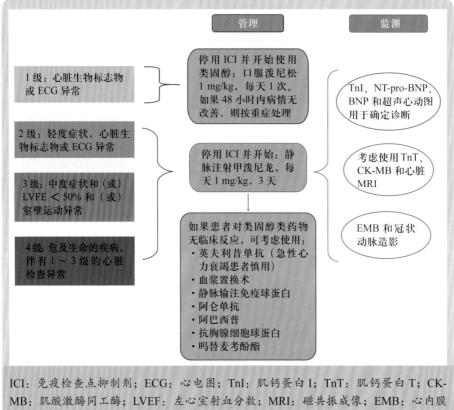

| 管理 | | 监测 |

1 级：心脏生物标志物或 ECG 异常

停用 ICI 并开始使用类固醇：口服泼尼松 1 mg/kg，每天 1 次。如果 48 小时内病情无改善，则按重症处理

TnI、NT-pro-BNP、BNP 和超声心动图用于确定诊断

2 级：轻度症状，心脏生物标志物或 ECG 异常

3 级：中度症状和（或）LVFE < 50% 和（或）室壁运动异常

停用 ICI 并开始：静脉注射甲泼尼龙，每天 1 mg/kg，3 天

考虑使用 TnT、CK-MB 和心脏 MRI

4 级：危及生命的疾病，伴有 1 ~ 3 级的心脏检查异常

如果患者对类固醇类药物无临床反应，可考虑使用：
· 英夫利昔单抗（急性心力衰竭患者慎用）
· 血浆置换术
· 静脉输注免疫球蛋白
· 阿仑单抗
· 阿巴西普
· 抗胸腺细胞球蛋白
· 吗替麦考酚酯

EMB 和冠状动脉造影

ICI：免疫检查点抑制剂；ECG：心电图；TnI：肌钙蛋白 I；TnT：肌钙蛋白 T；CK-MB：肌酸激酶同工酶；LVEF：左心室射血分数；MRI：磁共振成像；EMB：心内膜心肌活检。

图 9.3　管理心血管 irAE 的通用方法

侯凯，方志辉，邹瑞坤译；贾子尧，井浩人，王绍飞校

参考文献

第10章

未来展望

◆ 引言

　　肿瘤和心血管疾病是导致死亡的两大主要原因，并且，这两种疾病相互作用，进而影响各自的治疗并导致预后不良。此外，肿瘤可能直接和间接作用于心脏和血管，从而增加心血管疾病的发病率，而最为重要的是抗肿瘤治疗产生的心血管毒性。随着抗肿瘤治疗的进展，患者的生存率不断提高，我们更应关注肿瘤患者的心血管健康和预后。

　　作为肿瘤学与心血管病学的交叉学科，肿瘤心脏病学是心血管医学领域一个新兴，且发展迅速的学科。在过去的几年中，肿瘤心脏病领域临床和研究工作迅速增长，主要体现在世界各地肿瘤心脏病学专病门诊和医疗服务机构数量的不断增加和相关论文的迅速积累。癌症患者生存率的不断提高所带来的临床需求，是推动这一领域快速发展的主要原因。此外，抗肿瘤治疗方式的不断复杂演变，往往伴随着心血管不良事件的发生[1]。然而，抗肿瘤治疗的快速发展不可避免地带来许多新问题，亟待未来研究予以解答。本章将概述肿瘤心脏病学领域的主要挑战和前景，涵盖基础、转化和临床研究，教学、培训及医疗服务的组织和提供。

◆ 基础与转化研究

　　众所周知，肿瘤通过抗肿瘤治疗产生的毒性、对心脏和血管的直接侵袭，以及激活全身性炎症反应和过度消耗导致心脏病[2]，本章将对抗肿瘤治疗的毒性造成的心脏病进行广泛介绍。此外，有人指出，特定的肿瘤副产物可能会产生直接的心脏毒性作用，进而影响心脏功能[3]。另外，初步证据显示，受损的心脏会释放某些物质进入血液循环，这些物质可能作为肿瘤发生的介质，从而促进肿瘤的发展[4]。肿瘤与心血管疾病之间不仅存在潜在的相互致病关联，而且还具有容易诱发二者的多个共同的常见危险因素，包括衰老、吸烟、肥胖、缺乏体育活动，以及心血管代谢因素和并发症[5]。除危险因素外，共同的发病途径（如克隆性造血）可能导致心血管疾病和癌症的并行发展[3]。目前，随着涉及的介质、途径和过程的识别和鉴定，对这种肿瘤和心血管疾病之间相互关系的研究，正成为研究的热门领域。

◆ 临床研究

　　目前，肿瘤心脏病学领域发表的论文数量呈指数级增长，这意味着我们对心脏毒性及其及时诊断、预防和治疗的知识正在迅速积累。随着新的有效的抗肿瘤药物进入临床阶段，新的心脏毒性症状随之出现，对于过去几年中新出现的非常有前景的创新性免疫治疗，尤其如此。随着ICI被越来越多地用于治疗多种恶性肿瘤，与之相关的心肌炎风险，区别于其他免疫介导的不良事件，直到最近才被发现[6]。类似地，CAR T细胞治疗是另一种形式的免疫治疗，由于已发现该疗法引起的严重的全身性CRS会诱发心律失常、血流动力学损害和心功能障碍[7]，目前正在对其心脏毒性特征进行研究。只要新的抗肿瘤药物不断被应用于临床实践，对心脏毒性的研究就不会停止。

如何将临床实践中积累的经验进行最佳整合，并转化为临床管理方案和指南，仍然是一项重要挑战。主要体现在3个方面：①根据病史、危险因素和临床发现对心脏毒性风险进行基线分层，以进一步明确在癌症治疗期间和之后进行毒性监测的必要性和强度；②关于监测指标和时机，优化利用敏感性生物标志物和成像技术，以监控和及时诊断早期心脏毒性（换言之，监测什么，何时监测）；③依据基线风险分层和监测方法的结论，实施心脏毒性的一级预防干预措施（图10.1）。在此背景下，欧洲心脏病学心力衰竭协会发布了一系列立场文件，该文件总结了当前关于基线风险分层，及生物标志物和心脏影像技术在评估和监测肿瘤患者中的作用的相关知识，这些知识可以作为临床实践和未来研究的基础。在心血管疾病监测模式、随访间隔、心血管疾病治疗和抗肿瘤药物选择方面，对肿瘤患者进行量身定制治疗方案至关重要[8]，这一需求使得肿瘤心脏病学成为精准医疗领域的一个不断发展的分支[1]。

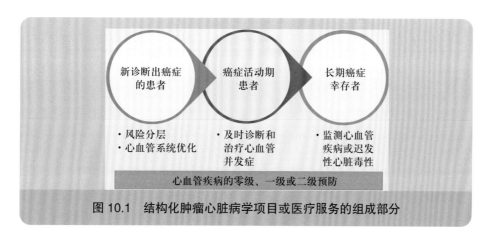

图 10.1 结构化肿瘤心脏病学项目或医疗服务的组成部分

◆ 教学与培训

肿瘤患者的心血管评估和治疗，需要结合心血管疾病诊断和治疗的专业知识和临床技能，以及癌症及其治疗的相关知识。因此，普通心脏病专家或心脏病亚专科医师需要接受额外培训，这样才能更好地组织和提供肿瘤心脏病学服务。

目前，对肿瘤心脏病学医师的教学和培训主要通过大会专题会议、专业研讨会、专科协会和结构化课程进行。在理想情况下，培训课程能提供全面的肿瘤心脏病学理论和实践培训，使学员掌握必要的理论和临床知识，以便提供肿瘤心脏病学医疗服务。开设专门的肿瘤心脏病学课程，必须制定国际科学协会和地方权威机构共同批准的肿瘤心脏病学课程大纲，并建立培训中心和毕业生的认证及认可流程（图10.2）。完成以上工作之后，接下来可能是将肿瘤心脏病学认定为心血管医学的官方亚专科。

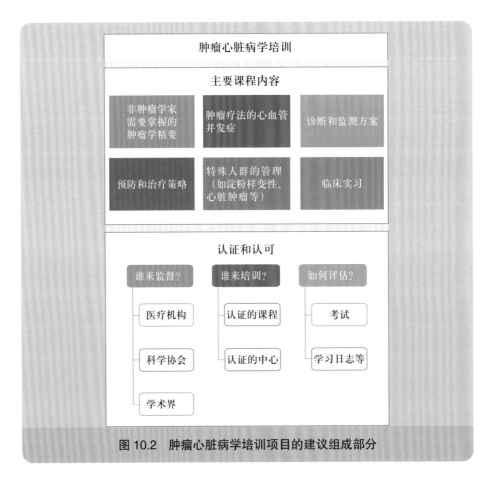

图 10.2　肿瘤心脏病学培训项目的建议组成部分

◆ 医疗服务的组织和提供

肿瘤心脏病学是一个涉及基础、转化和临床研究的活跃领域，由于肿瘤患者和幸存者人数的持续增加、抗癌治疗复杂性的不断提高及心血管疾病对这些患者影响的增长，患者对肿瘤心脏病学医疗服务的需求在不断攀升[1]。有效的肿瘤心脏病学医疗服务能够使大多数患者接受最佳的抗肿瘤治疗，不必因为心血管问题而采取折中策略或者中断治疗，这有助于改善这些患者的治疗效果和预后[8-9]。

人们提出了一系列有效组织肿瘤心脏病学医疗服务的步骤（图10.3）。主要步骤包括：由训练有素的专业医护人员组成服务团队；准确定义所提供的服务；制定患者转诊的具体标准；确定一般监测和治疗方案（应始终根据每位患者的特点进行个体化治疗）；最后在相关医护人员和诊所之间建立有效的合作和网络[10]。这些步骤应以指导原则、立场声明和其他文件[11]中规定的癌症患者心血管评估和管理的一般原则为基础，但应进一步根据当地的医疗设施、医疗人员及临床需求进行调整。这种方法将使肿瘤心脏病学服务能

工作人员的参与	・心脏病专家(内科医师、心脏科医师、心力衰竭专家、肿瘤心脏病学专家、接受专科培训的医师) ・护士 ・行政人员
医疗服务的定义	・基准评估；治疗期间监测；心脏毒性管理；长期随访 ・术前评估 ・心脏肿瘤评估
转诊标准的定义	・高危患者；高危的抗肿瘤治疗 ・心脏毒性病史 ・抗肿瘤治疗期间新发的心脏毒性
治疗期间监测策略的定义	・方法（临床表现、生物学标志物、影像学检查） ・监测的时机
干预策略的定义	・零级预防（癌症治疗之前，在没有任何异常的情况下） ・一级预防（癌症治疗期间，存在轻微功能障碍的情况下） ・二级预防（癌症治疗期间或之后，存在明显功能障碍的情况下）
长期监测策略的定义	・方法（临床表现、生物学标志物、影像学检查） ・监测的时机
建立合作关系和网络	・肿瘤内科医师；血液科医师；放射肿瘤医师；内科医师；其他医师 ・心脏影像专家；介入心脏病专家；电生理学家；心脏病房 ・家庭护理服务；社会心理服务

图 10.3　建立有效的肿瘤心脏病学医疗服务的步骤

（经Farmakis等许可转载[10]）

够有效地融入现有的医疗保健基础设施中，并进一步通过相关医疗专业人员之间的合作和交流建立一个功能性的患者路径。此外，将单个诊所整合进更大的地区性、国家级及国际肿瘤心脏病学网络是必要的，以促进临床和研究合作，发现流行病学证据，提供更好的服务[12]。

方志辉，侯凯，彭克松译；井浩人，邹瑞坤校

参考文献

附录 名词列表

英文缩写	中文全称	英文全称
5-FU	5-氟尿嘧啶	5-fluorouracil
ACS	急性冠脉综合征	acute coro-nary syndrome
ACT	过继性T细胞疗法	adoptive T-cell therapy
AF	心房颤动	atrial fbrillation
AIOM	意大利肿瘤学协会	Italian Association of Oncology
ALK	间变性淋巴瘤激酶	anaplastic lymphoma kinase
ASCO	美国临床肿瘤学会	American Society of Clinical Oncology
ASE	美国超声心动图学会	American Society of Echocardiography
ATG	抗胸腺细胞球蛋白	antithymocyte globulin
AV	房室	atrioventricular
BNP	脑钠肽	brain natriuretic peptide
BSC	最佳支持治疗	best supportive care
CAR	嵌合抗原受体	chimeric antigen receptor
CC	宫颈癌	cervical cancer
CK-MB	肌酸激酶同工酶	creatine kinasemuscle/brain
CMR	心脏磁共振	cardiac magnetic resonance
CRC	结直肠癌	colorectal cancer
CRS	细胞因子释放综合征	cytokine release syndrome
CT	计算机断层扫描	computed tomography
CTLA-4	细胞毒性T淋巴细胞相关抗原4	cytotoxic T lymphocyte-associated antigen-4
cTn	心肌肌钙蛋白	cardiac troponin
CTRCD	肿瘤治疗相关心功能不全	cancer therapy-related cardiac dysfunction
CTX	心脏毒性	cardio toxicity
CV	心血管	cardiovascular
CXR	胸部X线	chest X-ray
dMMR	错配修复缺陷	mismatch repair-defcient
EACVI	欧洲心血管成像协会	European Association of Cardiovascular Imaging
EC	子宫内膜癌	endometrial carcinoma
ECG	心电图	electrocardiogram
ECMP	内皮细胞衍生微颗粒	endothelial cell-derived microparticles
EGFR	表皮生长因子受体	epidermal growth factor receptor
EMA	欧洲药品管理局	European Medicines Agency
EMB	心内膜心肌活检	endomyocardial biopsy
ESC	欧洲心脏病学会	European Society of Cardiology
ESCC	食管癌	esophagus cancer
ESMO	欧洲肿瘤内科学会	European Society for Medical Oncology
ES-SCLC	广泛期小细胞肺癌	extensive-stage SCLC
FDA	美国食品药品监督管理局	Food and Drug Administration
GC	胃癌	gastric cancer
GEJA	食管胃结合部腺癌	gastroesophageal junction adenocarcinoma
GLS	整体纵向应变	global longitudinal strain
HCC	肝细胞癌	hepatocellular carcinoma
HNSCC	头颈部鳞状细胞癌	head and neck squamous cell carcinoma
HPV	人乳头瘤病毒	human papilloma virus
HR	风险比	hazard ratio
hs-cTn	高敏心肌肌钙蛋白	high-sensitivity cardiac troponin
ICI	免疫检查点抑制剂	immune checkpoint inhibitor
IL	白细胞介素	interleukin

英文缩写	中文全称	英文全称
IMDC	国际转移性RCC标准数据库联盟	International Metastatic RCC Criteria Database Consortium
IO	免疫肿瘤学	immune-oncology
irAE	免疫相关不良事件	immune-related adverse event
ITT	意向性治疗	intention-to-treat
IVIg	静脉注射免疫球蛋白	intravenous immunoglobulin
LGE	钆造影剂延迟强化	late gadolinium enhancement
LV	左心室	left ventricular
LVEF	左心室射血分数	left ventricular ejection fraction
MACE	严重的心脏不良事件	major adverse cardiac event
MDR	多耐药性	multidrug resistance
MHC	主要组织相容性复合体	major histocompatibility complex
MI	心肌梗死	myocardial infarction
MPM	恶性胸膜间皮瘤	malignant pleural mesothelioma
MRI	心脏磁共振成像	magnetic resonance imaging
MSI-H	微卫星高度不稳定性	microsatellite instability-high
MUGA	放射性核素血管造影	radionuclide angiography
NCCN	美国全国综合癌症网络	National Comprehensive Cancer Network
NCI-CTCAE	美国国家癌症研究所不良事件共同术语标准	National Cancer Institute，Common Terminology Criteria for Adverse Events
NP	利钠肽	natriuretic peptide
NSAID	非甾体抗炎药	nonsteroidal anti-inflammatory drug
NSCLC	非小细胞肺癌	non-small cell lung cancer
OS	总生存期	overall survival
PD-1	程序性死亡受体1	programmed death-1
PDGF	血小板衍生生长因子	platelet-derived growth factor
PD-L1	程序性死亡配体1	programmed death ligand-1
PET	正电子发射体层成像	positron emission tomography
PFS	无进展生存期	progression-free survival
QoL	良好的生活质量	quality of life
RCC	肾细胞癌	renal cell carcinoma
RCT	随机临床试验	randomized clinical trial
RFS	无复发生存期	relapse-free survival
RR	缓解率	response rate
SCLC	小细胞肺癌	small cell lung cancer
STE	斑点追踪超声心动图	speckle-tracking echocardiography
TCR	T细胞受体	T cell receptor
TDI	组织多普勒成像	tissue Doppler imaging
TKI	酪氨酸激酶抑制剂	tyrosine kinase inhibitors
TMB-H	肿瘤突变负荷高	tumor mutational burden–high
TME	肿瘤微环境	tumor microenvironment
TNBC	三阴性乳腺癌	triplenegative breast cancer
TS	Takotsubo综合征	Takotsubo syndrome
TTE	经胸超声心动图	transthoracic echocardiography
TTS	Takotsubo心肌病	Takotsubo cardiomyopathy
UC	尿路上皮癌	urothelial carcinoma
ULN	正常上限	upper limit of normality
VEGF	血管内皮生长因子	vascular endothelial growth factor
VEGFi	血管内皮生长因子抑制剂	vascular endothelial growth factor receptor inhibitor
VEGFR	血管内皮生长因子受体	vascular endothelial growth factor receptor